醫有不辨藥
如將不識兵
何以愈沉疴
興嘆汪洋中
藥海起鈎沉
滙萃又擷英
歌誦加實踐
受用必無窮

為王瑞恩·薛建英編著《中藥功效快快記憶法》一書題詞

北京中医药大學 高學敏 2007.8

王满恩　薛建英　编著
钟赣生　主审

中药功效“快快”记忆法

【第3版】

化学工业出版社
·北京·

本书分类系统与所选药物以《中药学》9版教材为依据，引入谐音联想为主的综合趣味记忆法，可帮助读者很快记住400种常用中药的功效，使读者获得学习乐趣，改变学中药枯燥乏味的观念，从而增强学习的主动性、积极性；为记忆法、教学法研究增添新实例，填补中药科学记忆法的空白。本书可作为参加各类中药学考试学生的辅导用书，也可作为中医药学校教师的教学参考书。

图书在版编目（CIP）数据

中药功效“快快”记忆法 / 王满恩，薛建英编著. —3 版. 北京：化学工业出版社，2014.11（2024.8 重印）

ISBN 978-7-122-21776-9

Ⅰ.①中… Ⅱ.①王…②薛… Ⅲ.①中药材－药效－记忆术 Ⅳ.① R285

中国版本图书馆 CIP 数据核字（2014）第 206772 号

责任编辑：李少华　　装帧设计：关　飞
责任校对：宋　夏

出版发行：化学工业出版社
（北京市东城区青年湖南街 13 号　邮政编码 100011）
印　　刷：北京云浩印刷有限责任公司
装　　订：三河市振勇印装有限公司
710mm × 1000mm　1/32　印张 5½　彩插 2　字数 139 千字
2024 年 8 月北京第 3 版第 21 次印刷

购书咨询：010-64518888
售后服务：010-64518899
网　　址：http://www.cip.com.cn
凡购买本书，如有缺损质量问题，本社销售中心负责调换。

定　　价：19.80 元　

第三版前言

“2581314”——“爱我吧一生一世”。靠谐音，一个征婚电话听一遍就记住了。

“秦香莲当兵，芍药炒大肉”——一个荒唐的小故事帮我记住了“芍药汤”的组成：黄芩、木香、黄连、当归、槟榔、芍药、甘草、大黄、肉桂，想忘都难。

“银花四叔敲钟吧”——7个字代表了金银花、连翘两药共25字的功效（金银花：清热解毒，疏散风热；连翘：清热解毒，疏散风热，消肿散结），详见本书第25组。

这说明记忆有方法，方法可有趣。一个“挺没劲”的东西可以在笑声中不费劲的记住，而凡在笑声中记住的东西就很难忘记——我们叫它“快快记忆法”，既“快速”又“快乐”。

《中药功效“快快”记忆法》这是第3版了，第1版（2008年）、第2版（2011年）都是与第7版《中药学》（高学敏主编）配套的，第3版则是与最新的第9版《中药学》（钟赣生主编）配套。前两版承读者认可，印数达到数万册。这次改版做了较大改动，更加好记，更加完善。

阅读本书至少可以得到三方面的收益。

1. 用很短的时间记住数百味中药功效，且不容易忘记。从此不怕考中药。

2. 知道自己脑子不笨也不慢，之所以记不住或记住老忘是未得其法，从此增强自信。

3. 了解十几种记忆方法，可用这些方法去记忆其他学习内容，从此提高学习效率。

本书出版之际，真诚感谢我们的指导者、支持者——北京中医药大学高学敏教授、钟赣生教授，以及化学工业出版社生物医药分社的编辑。

作 者

2014年8月于山西太原

凡　例

一、本书是学习《中药学》的辅助读物，主要作用是帮助读者记忆中药的功效主治。对不懂如何快速记忆的中医学习者，也是一本记忆法的入门读物。

二、本书药名、章节顺序及中药功效原文，均与钟赣生主编的第9版《中药学》（全国高等中医药院校规划教材）一致，学其他教材的人也可用本书来帮助记忆。

三、本书内容主要有“446味中药[1]功效的快快记忆”（以下简称“功效记忆”）、“中药主治证的快快记忆”（以下简称“主治记忆”）、“300味重点药功效自测表”（以下简称“自测表”）三部分，书后附“药名拼音索引”。

四、“功效记忆”部分将446味中药功效编为208组，每组多为2～3味，少数1味或4味以上。分组的标准有两个：一是功效近似，二是记忆时间近似（每组1～3分钟）。分组本身就是一种记忆法，有点零星时间（等人、候车、乘车、走路、睡前、登厕……）就能记一组功效。记住一组就有一次成就感，使整个学习过程充满自信和愉悦。

五、每组都分两栏：左栏是功效原文，右栏是记忆方案（大多是谐音口诀和联想内容）。有的组下列通栏“说明”，介绍本组所用的记忆方法和其他相关知识。

---

❶ 九版教材正文443味，从石膏中分出一煅石膏，再加两味附药——草乌、金钱白花蛇，计446味。

六、每章最后录本章附药的名称、功效，目的一是展示教材的全部功效内容，二是有兴趣者可用附药练习自编记忆方案。

七、本书使用方法建议：

1. 先将“446味中药功效的快快记忆”浏览一遍，之后最好能按本书顺序进行记忆，因为有些内容在第一次出现时加以说明，以后就不说明了，若从中间开始读有时会莫名其妙。

2. 记一味药或一组药分四步进行。

第一步（半分钟左右）：念一遍口诀；最多念两遍，多念是无效劳动。

第二步（半分钟左右）：看“联想”内容；也只是一两遍，看明白就行，多看也是无效劳动。

第三步（1～2分钟）：想象“联想”内容（最好闭上眼睛想），让联想内容的情节变成你头脑里的“小电影”（有的记忆书上叫“心象”），“电影”图像越清楚，记忆效果越好。有的学生用本书的效果不佳，关键问题是没有形成清晰的“心象”，光死记硬背口诀了。

第四步（半分钟到1分钟）：背诵或默写功效原文。如背不出再看“联想”，再想象，然后再背诵或默写功效。

3. 记完一组或若干组，可用“自测表”进行学习效果自测。具体做法：看着自测表的记忆方案（口诀），尝试能否想起或写出功效原文。如有困难，可根据最左一列的页码查阅记忆方案。

4. 着急备考的或只需记忆某些药的人，可先查“自测表”记口诀，再根据页码查记忆方案（联想内容），加深理解——这是一种快捷方式。根据历年教学大纲，若为通过考试，熟记其中300味就没问题了。

5. 作者为使各地的各类型读者都能看懂而又要无伤大雅，颇费心思。尽管如此，书中方法和口诀仍不一定适用于每一个人，不妨自编口诀。自编虽费时间，但可永志不忘。你把此书翻阅一遍，大概就知道怎样自编口诀了。

八、“主治记忆”部分也是表格，分类列举了各种功效对应的主治证，主治证简明扼要，不一定是教材原文，但总不离原文宗旨，并有“说明”一栏帮助理解。希望能帮助读者“记功效，推主治”。

九、有的人不习惯或不适应本书的联想记忆，或机械记忆能力强，此书对你也有用：我们把相近的功效排在一起，便于对比记忆，举一反三，即使死记硬背也能提高效率。

十、最后再重复强调一点：不要仅仅死背口诀，而要形成清晰的“心象”，——这是做到“快快”记忆的关键。

目 录

壹 中药功效的“快快”记忆 /001

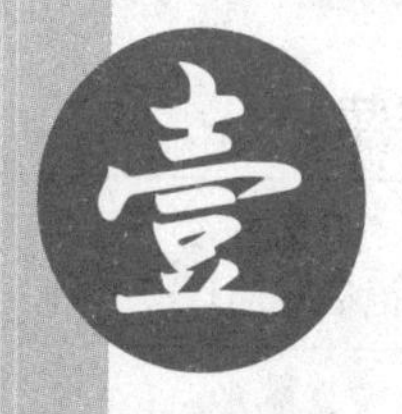

中药功效的“快快”记忆

一、解表药

（一）发散风寒药

第1组（3味）——麻黄、香薷、浮萍

药名、功效	记忆方案（每组记忆时间1～3分钟）
麻黄　发汗解表，宣肺平喘，利水消肿。	**口诀：**麻黄发喘水。
香薷　发汗解表，化湿和中，利水消肿。	**口诀：**香薷发湿水。
浮萍　发汗解表，透疹止痒，利尿消肿。	**口诀：**浮萍发疹水。

说明：❶快快记忆的第一要点就是化简：提取关键词（字），把多的变少，长的变短，如麻黄功效14个字（含药名）简化成5个字。但简化成几个字能顺利回忆起功效全文呢？这就得看读者的理解程度和编口诀的合理性了。

❷麻黄是《中药学》的第一味药，一般学完就能记住。而香薷有“夏月麻黄”之称（麻、薷都能“发汗解表、利水消肿”），跟麻黄一起记，便于联想。

❸浮萍属发散风热药，因功效与麻黄、香薷近似，移至此处可在对比中加深印象。为使读者了解药物归类，在发散风热药里仍记载浮萍及其功效，用括号表示前面已有记忆方案。见第14组体例。浮萍功效里的“利尿”和利水是一个意思，你就按口诀答成“利水”老师也不会扣分。

第2组（2味）——紫苏、桂枝

紫苏	解表散寒，行气和胃。	口诀：支书表，三星盒。（紫苏表散行和） 联想：支部书记的手表在三星盒里。
桂枝	发汗解肌，温通经脉，助阳化气，平冲降逆。	口诀：桂枝发汗解肌 发—发汗解肌 汗—韩文铜镜卖（刻着韩国文字的铜镜卖了—温经通脉） 解—姐住养花七（姐姐住在养花街七号—助阳化气） 肌—几瓶葱姜泥（几瓶葱姜捣成的泥—平冲降逆）

说明：❶紫苏用的是“化简谐音记忆法”：先把10个字简化成6个字，然后把这6个字编成谐音故事，再对这谐音故事加以联想，最后对比一下功效原文。这是“快快记忆”的基本方法，本书记忆方案多用此法。

❷紫苏：本书的“散”只代表“散寒”，其他带散字的功效如“散瘀”、“散结”等都不单用“散”字代表。

❸桂枝的功效比较长，可用“挂钩记忆法”。记忆时先记“钩子”——“桂枝发汗解肌”，再用“发、汗、解、肌”（或其谐音）分别记4个功效。此法像过去卖肉的在一个横梁上安若干钩子，每个钩上钩着一块肉，提起横梁，这些肉一下都带走了。此法好处是可记住功效全文，不足的是记忆过程稍长。

❹如果用书上的记忆方案效果不好，可尝试自己编谐音口诀。虽然编口诀颇费时间，但自编的口诀一旦记住很难忘记。

第3组（2味）——生姜、葱白

生姜　解表散寒，温中止呕，化痰止咳，解鱼蟹毒。	动作：喝四口水（想象你喝的是生姜汤） ①喝第一口，想象全身发热出汗，同时说："解表散寒"； ②喝第二口，想象热汤到了胃里（中焦），胃里热乎乎的感觉，同时说："温中止呕"； ③喝第三口，想象热气到了胃里又掉头向上到肺部，肺部热乎乎的感觉，同时说："化痰止咳"。 ④喝第四口，想象吃的鱼遇到姜汤就溶化了，同时说："解鱼蟹毒"。 ——上述行为重复两次（喝八口"姜汤"），然后试背诵生姜的功效。
葱白　发汗解表，散寒通阳。	动作：剥葱（或想象你在剥葱） ①剥第一层葱皮，想象：去了皮葱里面的汗和寒就能发散出来，同时说："葱白发汗解表散寒"； ②剥第二层葱皮，想象：葱里有热气（阳气）出来，同时说："通阳"。

说明：❶ 姜和葱谁都认识，喝生姜汤（或葱姜汤）治风寒感冒和剥葱皮是每个人都经历过的事，看到"生姜"、"生姜汤"、"剥葱"等文字，会立刻出现相应联想。设法把这些已有联想与功效形成联想链，是有效的记忆方法。这类中药不少，如花椒、菊花、桑叶等。

❷ 闭上眼睛，想象出"动作"的内容，形象越清楚越好。最好自己加上些细节，在脑子里演一段小电影。记不住，原因主要是联想不清晰。

❸ 这组为"动作记忆法"示例，当然也可以用其他方法来记。

第4组（2味）——荆芥、防风

荆芥	解表散风， 透疹，消疮。	口诀：荆芥表，缝针疮。 （荆芥表风疹疮） 联想：荆芥（虚拟人名）的表皮，有缝针留下的疮疤。
防风	祛风解表， 胜湿止痛， 止痉。	口诀：防风取表拾铜镜。 （防风祛表湿痛痉） 联想：防风（虚拟人名）在取表的路上拾了个铜镜。

说明：❶本书“祛风”一律化简为“祛”，不用“风”字，以与“祛风湿”、“息风”区别。
❷解表药里只有这两味的功效是“祛风解表”，理解荆防“祛（散）风”的主治也有助于记忆功效。
荆芥治3种风：风寒、风热、风疹——都是外风，所以用“散风”。
防风治5种风：风寒、风热、风疹、风湿、破伤风——有外风有内风，故称“祛风”。

第5组（2味）——羌活、藁本

羌活	解表散寒，祛风除湿，止痛。	口诀：羌藁解散风湿痛。 联想：羌活、藁本都有解表散寒（解散）和解除风湿疼痛（风湿痛）的作用。
藁本	散寒，祛风除湿，止痛。（原文：祛风，散寒，除湿，止痛。）	

说明：❶羌、藁功效基本相同，故用一句口诀来记。藁本功效虽无“解表”二字，但其原文“祛风散寒”就是解表的意思，因此这样记没有问题。
❷藁本功效书上原文是“祛风散寒”，编口诀时调整成“散寒祛风”，没有原则问题。

第6组（2味）——细辛、白芷

细辛 解表散寒，祛风止痛，通窍，温肺化饮。 **白芷** 解表散寒，祛风止痛，宣通鼻窍，燥湿止带，消肿排脓。	**口诀：** 细芷借三区桶鼻敲。新闻非花银，只找袋重农。 （细芷解散祛痛鼻窍，辛温肺化饮，芷燥带肿脓） **联想：** 细芷（虚拟人名）借三区的桶用鼻子敲，这个新（辛）闻要发表非花银子不可，只（芷）好找口袋沉重的农村亲戚借。
说明： 细辛、白芷的功效前同后异，编成一个口诀，先记相同点（解表散寒，祛风止痛，宣通鼻窍），再分别记不同点（辛—温肺化饮；芷—燥带肿脓）——“先同后异记忆法”。	

第7组（2味）——辛夷、苍耳子

辛　夷 散风寒，通鼻窍。 **苍耳子** 散风寒，通鼻窍，祛风湿，止痛。	**口诀：** 辛夷风寒鼻，儿（耳）子风湿痛。 **联想：** ①第一句末字“鼻”，易联想到“耳”，再联想到“儿子”。 ②儿子（苍耳子）得了风湿痛。
说明： 这又是一种“先同后异记忆法”：先记辛夷、苍耳子的共同功效（散风寒，通鼻窍），再记苍耳子比辛夷多的功效（祛风湿止痛）。	

第8组（2味）——柽柳、胡荽

柽柳　发表透疹，祛风除湿。 胡荽　发表透疹，开胃消食。	口诀：发表透疹柳胡荽， 风湿柽柳胡开胃。
说明：胡荽、柽柳用“韵语记忆法”。编韵语帮助记忆是中医传统做法，确有作用。但有两点不足：一是高度概括时有遗漏，二是使用过多难免“串门”，只宜偶尔用之。	

（二）发散风热药

第9组（2味）——蔓荆子、薄荷

蔓荆子　疏散风热， 清利头目。 薄　荷　疏散风热， 清利头目， 利咽，透疹， 疏肝行气。	口诀：镜子梳头，不喝咽真干。 （荆子疏头，薄荷咽疹肝） 联想：长发女照镜子梳头梳了一天，老不喝水，咽喉真干。
说明：薄荷是发散风热第一味药，应该印象较深，故口诀中仅用“梳头”代表“疏散风热，清利头目”，以图简单好记。	

第10组（2味）——牛蒡子、蝉蜕

牛蒡子　疏散风热， 宣肺透疹， 解毒利咽。	联想链：牛—棒子—树上蜂窝—选妃—甄—读研。 （牛—蒡子—疏散风热—宣肺—疹—毒咽） 联想：牛拿着棒子（牛蒡子）捅树上的蜂窝（疏散风热），蜂窝里的蜂王正在选妃子（宣肺），选上的是甄（疹）嬛，甄嬛说我不，我还要读研究生呢。

蝉蜕 疏散风热， 利咽开音， 透疹， 明目退翳， 解痉。	联想链：蝉—树缝—热—烟—开音—枕—目翳—痉。 （蝉—疏风—热—咽—开音—疹—目翳—痉） 联想：蝉藏在树皮缝隙里，树缝里热（疏风热），热得冒浓烟（咽），烟里伸出一只手，手打开收音机（开音），收音机膨胀变成枕头（透疹），枕头打在眼睛（目）上，眼睛长翳膜，翳膜发展成全身痉挛。
说明：❶“联想链”是由甲事联想到乙事，由乙事再联想到丙事，可以无限延长下去，是记较长功效的一种方法。 ❷蝉蜕记忆提示：先念一遍，再闭眼想一遍，想的时候配合一些动作（如搧烟、开收音机、全身痉挛）效果更好。	

第11组（2味）——桑叶、菊花

桑叶 疏散风热， 平抑肝阳， 清肝明目， 清肺润燥。 （原文：疏散风热，清肺润燥，平抑肝阳，清肝明目） 菊花 疏散风热， 平抑肝阳， 清肝明目， 清热解毒。	口诀：桑叶菊花，树瓶请名，花死叶肥皂。 （桑叶菊花，疏平清明，花4叶肺燥） 联想：桑叶和菊花长在同一棵树上，这棵树干上吊着一个瓶子，瓶子里有一张纸条，上写“请为此树命名”。突然菊花都死了，桑叶都变成了肥皂。

说明：❶本组用了“数码代字记忆法”——用“4”代表“清热解毒”，表示这个功效是4个字（其他4字功效都不这样表示）。“4 ”可谐音成思、似、斯、死、丝、司、私、寺、撕、饲等。有“清热解毒”功效的中药甚多，可使用不同谐音区别之，以免混淆。

❷编记忆方案时偶尔会变换功效原文的顺序，桑叶的“清肺润燥”在《中药学》原文中是第二功效，为突出桑、菊共同点而移至最后，仍将原文并列以便对比。这样做不影响对功效的理解，也不影响考试答题。类似情况还有，后不赘述。

第12组（2味）——柴胡、升麻

药名	功效	记忆
柴胡	疏散退热， 疏肝解郁， 升举阳气。	口诀：柴胡疏散退热剂，—技术—疏肝解郁升阳气。 联想：“剂”字是无义衬词，为凑音节也为押韵。从“剂”联想到“技术”，再由“术”联想到“疏”。
升麻	发表透疹， 清热解毒， 升举阳气。	口诀：神马标准四省扬？ （升麻表疹4升阳） 联想：神马标准四省扬名？

说明：柴胡是“韵语记忆法”和“首尾组词记忆法”的示例。记歌诀最常见的问题之一是说完上句忘下句，用上句最后一字与下句第一个字组成一个词（如“剂”和“疏”组成“技术”），可有效地解决这个难题。

第13组（1味）——葛根

<table>
<tr><td>葛根　解肌退热，
生津止渴，
透疹，
升阳止泻，
通经活络，
解酒毒。</td><td>1. 先记一句口诀：葛根街鸡腿热。
（葛根解肌退热）
联想：葛根街上的烤鸡腿是热乎的。
2. 用口诀做钩子，记6个功效。
葛—葛根街鸡腿热
根—根津止渴（根里的津液榨出来能止渴）
解—接头枕（接头暗号是抱个枕头）
肌—鸡生羊蝎（鸡生了个羊蝎子）
退—推经络（推拿是推经络）
热—酒毒（热酒有毒）</td></tr>
<tr><td colspan="2">说明：❶柴、升、葛三药功效大体相似，都能解表、退热、升阳，而升麻、葛根又都能透疹，可先记住其中一味的功效，再记另两味的不同点——不用口诀的记法。
❷口诀中黑字（接、鸡、推）是“解、肌、退”的谐音。</td></tr>
</table>

第14组（3味）——淡豆豉、木贼、谷精草、（浮萍）

<table>
<tr><td>淡豆豉　解表，除烦，
宣发郁热。</td><td>口诀：都吃标饭嫌鱼热。
（豆豉表烦宣郁热）
联想：都吃标准饭，都嫌鱼太热。</td></tr>
<tr><td>木　贼　疏散风热，
明目退翳。
谷精草　疏散风热，
明目退翳。</td><td>口诀：木贼古经树木移。
（木贼谷精疏目翳）
联想：木贼（专偷树木的贼）把刻着古代经文的树木移走。</td></tr>
<tr><td colspan="2">浮萍　发汗解表，透疹止痒，利尿消肿。口诀见第1组。</td></tr>
</table>

附药7味：
紫苏梗：理气宽中，止痛，安胎。
生姜皮：和脾行水消肿。
生姜汁：功同生姜。
荆芥炭：收敛止血。
苍耳草：祛风，清热，解毒。
葛花：解酒毒，醒脾和胃。
大豆黄卷：解表祛暑，清热利湿。

说明：附药也是录自九版《中药学》，有兴趣者可尝试编记忆口诀。以下各章不再赘述。

二、清热药

（一）清热泻火药

第15组（4味）——寒水石、竹叶、淡竹叶、芦根

寒水石　清热泻火。	**口诀：**寒水石清热泻火。
竹　叶　清热泻火，除烦，生津，利尿。 **淡竹叶**　清热泻火，除烦止渴，利尿通淋。 芦　根　清热泻火，除烦，生津止渴，利尿，止呕。 （原文：清热泻火，生津止渴，除烦，止呕，利尿）	**口诀：**竹叶泻火烦尽尿。 （竹叶泻火烦津尿） 淡加淋， 芦加呕。
说明：表面看，淡竹叶功效中没有“生津”，实际有“止渴”的都能生津，这样记没有大问题。	

第16组（3味）——生石膏、煅石膏、知母

生石膏　清热泻火，除烦止渴。	**口诀：**生石膏泻火，除烦渴。
煅石膏　收湿，生肌，敛疮，止血。	**口诀：**煅石膏—首饰升级—脸窗雪。 （煅石膏—收湿生肌—敛疮血） **联想：**煅石膏做的首饰升级啦，戴上它脸白的就像窗上的雪。

知　母	清热泻火， 滋阴润燥。	口诀：知母泻火因人噪。 （知母泻火阴润燥） 联想：我知道母亲泻火（发火）是因为人多太噪杂。

第17组（2味）——栀子、天花粉

栀　子	泻火除烦， 清热利湿， 凉血解毒； 外用消肿止痛。	口诀：侄子卸货厨房，清理时晾肚，外肿痛。 （栀子泻火除烦，清利湿，凉毒，外肿痛） 联想：侄子卸货在厨房，清理货物的时候晾着肚子受了凉，到外面肚子又肿又痛。
天花粉	清热泻火， 生津止渴， 消肿排脓。	口诀：天花火，剩金止渴，小盅排龙。 （天花火，生津止渴，消肿排脓） 联想：天女散花累得上火了，兜里剩点金子买水止渴。 卖水人把水倒在小盅里排成一条长龙。

第18组（2味）——夏枯草、决明子

夏枯草	清热泻火，明目， 散结消肿。	口诀：枯草热火木八种。 （枯草热火目散结肿） 联想：枯草因热起火，烧了木材八种。

决明子　清肝明目， 润肠通便。	口诀：决名次请名唱。 （决明子清明肠） 联想：歌咏比赛决名次的时候，请著名歌手来帮着唱。
说明：本书用“八”或其谐音字（如“爸”）代表“散结”。因化简口诀中的“散”仅表示“散寒”，所以“散结”不能用“散”代表，免与“散寒”、“散瘀”、“散肿”等混。但也不能用“结”代表，免与“解”（解表、解郁、）、“截”（截疟）等混。用“八”一是“八”与“散结”可组成“三八节”，易于联想，二是中药功效术语极少用“八”或其谐音字，不易混淆。	

第19组（3味）——鸭跖草、青葙子、密蒙花

鸭跖草　利水消肿， 清热泻火， 解毒。 （原文：清热泻火，解毒，利水消肿。）	口诀：鸭子水中泻火毒。 （鸭跖水肿泻火毒） 联想：鸭子在水中排泄火毒。
青葙子　清热泻火， 明目退翳。 密蒙花　清热泻火， 养肝明目， 退翳。	口诀：青箱子泻火名医。蒙花泻火养肝名医。 （青葙子泻火明翳。蒙花泻火养肝明翳） 联想：背青色药箱子的是泻火的名医。背蒙花药箱的是既会泻火又会养肝的名医。

（二）清热燥湿药

第20组——清热燥湿药

口诀：清热燥湿药——清热燥湿。

说明：清热燥湿药7味，第一功效都是“清热燥湿”，这个应该不难记。所以21组到23组，记忆口诀只编各药的不同功效。

第21组（3味）——黄连、黄芩、黄柏

药物与功效	口诀
黄连 清热燥湿，泻火解毒。 **黄芩** 清热燥湿，泻火解毒，止血，安胎。 **黄柏** 清热燥湿，泻火解毒，除骨蒸。	口诀：热湿火毒黄连用， 黄芩血胎柏除蒸。
说明：❶先记三黄的共同功效，后记柏、芩与黄连不同的功效——这种“先同后异记忆法”可减少记忆量，避免“串门”，本书会多次用到。但要注意：每次记一组药，应用时也要一组一组地回忆。 ❷“安胎”取“胎”字代表，“安神”用“安”或“神”字代表。	

第22组（3味）——龙胆、苦参、白鲜皮

药物	功效	口诀
龙　胆	清热燥湿，泻肝胆火。	口诀：龙胆肝胆火。
苦　参	清热燥湿，杀虫止痒，利尿。	口诀：苦参撒羊尿。
白鲜皮	清热燥湿，祛风解毒。	口诀：白鲜皮去毒。

第23组（2味）——秦皮、椿皮

药物与功效	口诀
秦皮 清热燥湿， 收涩止痢， 止带，明目。	口诀：秦皮收礼带名。 （秦皮收痢带明） 联想：秦皮（虚拟人名）在婚宴上收礼，每份礼都要带上人名，别搞乱了。

椿皮　清热燥湿，收敛止泻，止带，止血。 （原文：清热燥湿，收敛止带，止泻，止血。）	口诀：椿皮秦皮同， 是血不是明。 联想：椿皮的功效与秦皮大体相同，就是最后一句是“止血”不是“明目”。
说明：❶椿皮属固精缩尿止带药，与秦皮功效基本相同，放到一起可对比记忆。 ❷秦皮的“止痢”与椿皮的“止泻”只是字面有别，二者都能用于湿热泻痢，故不加区别。	

（三）清热解毒药

第24组——清热解毒药

口诀：清热解毒药——清热解毒。

说明：本节收载35味（不算附药），有32味的第一功效是“清热解毒”（马勃、土茯苓、木蝴蝶例外），记住第一功效后往往想不起下一个功效是什么。我们采取“两步联想记忆法”：第一步把药名与第一功效联想，做到“见名知类”（见到药名就知是清热解毒药），第二步把药名与其他功效联想记忆。

做到第一步并不难，在听课时往往自然而然地就记住了。或者看着《中药学》清热解毒药的目录，念：“金银花清热解毒、连翘清热解毒、穿心莲清热解毒、大青叶清热解毒……”反复念几次就留下了基本印象，然后再看本书做第二步挂钩，做完了也就做到“见药知类”了。

由于我们是采用这种方法记忆，所以下面有些药的记忆口诀中就不包括“清热解毒”了。也许这样解释还不够清楚，没关系，请您看完25组～40组的内容，就全明白了。

第25组（2味）——金银花、连翘

金银花　清热解毒，疏散风热。 连　翘　清热解毒，疏散风热， 　　　　消肿散结。 （原文：清热解毒，消肿散结，疏散风热。）	口诀：银花四叔敲钟吧。 （银花4疏翘肿8） 联想：银花和四叔，敲钟吧。
说明："吧"是"8"的谐音，代表"散结"。见18组的说明。	

第26组（2味）——穿心莲、板蓝根

穿心莲　清热解毒，凉血， 　　　　消肿，燥湿。 板蓝根　清热解毒， 　　　　凉血利咽。	口诀：心莲两种枣，老板四两盐。 （心莲凉肿燥，板4凉咽） 联想：像一副对联。

第27组（2味）——大青叶、青黛

大青叶　清热解毒， 　　　　凉血消斑。 青　黛　清热解毒， 　　　　凉血消斑， 　　　　泻火定惊。	口诀：青叶凉拌带火订。 （青叶凉斑黛火定） 联想："青叶凉拌"是一道能下火的菜，所以带火的人总来预订。
说明：本书"定惊"化简一律用"定"不用"惊"，以避免与"经、精、痉"相混。	

第28组（2味）——白花蛇舌草、蒲公英

白花蛇舌草　清热解毒， 　　　　　　利湿通淋。 蒲公英　清热解毒，利湿通淋， 　　　　消肿散结。 （原文：清热解毒，消肿散结，利湿通淋。）	口诀：蛇草林，蒲公英中巴。 （蛇草淋，蒲公英肿8） 联想：蛇从草里爬到林中，再爬过一片蒲公英，爬上了一辆中巴车。

第29组（2味）——紫花地丁、野菊花

药名	功效	记忆
紫花地丁	清热解毒，凉血消肿。	口诀：地丁两种。（地丁凉肿） 联想：地丁真的有两种：紫花地丁、黄花地丁。
野菊花	清热解毒，泻火平肝。	口诀：野菊花，火瓶干。（野菊花，火平肝） 联想：鲜的野菊花插到火瓶里就干了。
说明：野菊花、菊花都有清热解毒作用。		

第30组（3味）——重楼、拳参、贯众

药名	功效	记忆
重楼	清热解毒，消肿止痛，凉肝定惊。	口诀：重楼四总统，两竿钉。（重楼4肿痛，凉肝定） 联想：重楼上抓了四个总统，在两根竿上钉（dìng）着。
拳参	清热解毒，消肿，止血。	口诀：全身肿血。（拳参肿血）
贯众	清热解毒，止血，杀虫。	口诀：观众学啥？（贯众血杀）
说明：本书化简规定："凉血"用"凉"；"止血"用"血"；而"凉血止血"则用"凉止"或"凉止血"表示。谐音时"血"取发xue音的字如"靴"、"雪"等，不用发xie音的字，免与有"泻"字的功效（止泻、泻火等）相混。		

第31组（2味）——漏芦、土茯苓

药名	功效	记忆
漏芦	清热解毒，消痈，下乳，舒筋通脉。	口诀：漏芦死，用乳浸埋。（漏芦4，痈乳筋脉）

土茯苓	解毒，除湿，通利关节。	口诀：土茯苓毒誓通关节。（土茯苓毒湿通关节） 联想：土茯苓发下毒誓，要精通关节病。

第32组（2味）——鱼腥草、败酱草

鱼腥草	清热解毒，消痈排脓，利尿通淋。	口诀：鱼腥涌农林。（鱼腥痈脓淋） 联想：鱼腥气涌到农林里。
败酱草	清热解毒，消痈排脓，祛瘀止痛。	口诀：败将鱼桶。（败酱瘀痛） 联想：败将钻到鱼桶（装鱼的桶）里藏身。
说明：二药都是有怪味的草：新鲜的鱼腥草有鱼腥气味（商品无鱼腥气），败酱草有豆酱做坏了那种腐败发臭的气味。二者功效又极相似，放在一组，用“先同后异记忆法”防止搞混。		

第33组（2味）——金荞麦、大血藤

金荞麦	清热解毒，排脓祛瘀。	口诀：荞麦能雨。（荞麦脓瘀） 联想：种荞麦能下雨。
大血藤	清热解毒，活血，祛风，止痛。	口诀：大学死活取铜。（大血4活祛痛） 联想：在大学生运动会上，我死活要取得铜牌。

第34组（3味）——射干、山豆根、青果

射　干	清热解毒，消痰，利咽。	口诀：蛇干小坛腌。（射干消痰咽） 联想：蛇肉晒干在小坛子里腌。

山豆根	清热解毒，消肿利咽。	口诀：山豆根种烟。（山豆根肿咽） 联想：挖完山豆根的地可以种烟草。
青　果	清热解毒，利咽，生津。	口诀：青果咽津。（青果咽津） 联想：青果咽下去能生津。

第35组（2味）——马勃、木蝴蝶

马　勃	清肺利咽，止血。	口诀：马伯请费验血。（马勃清肺咽血） 联想：马伯请姓费的大夫给他验血。
木蝴蝶	清肺利咽，疏肝和胃。	口诀：蝴蝶树干合围。（蝴蝶疏肝和胃） 联想：蝴蝶把树干合围。

第36组（2味）——白头翁、鸦胆子

白头翁	清热解毒，凉血止痢。	口诀：白头翁，四两力。 （白头翁，4凉痢） 联想：白头翁太老了，只有四两力气。
鸦胆子	清热解毒，截疟，止痢；外用腐蚀赘疣。	口诀：丫蛋接力外埠油。 （鸦胆截痢外腐疣） 联想：丫蛋跑接力赛，外埠人都给她加油。

第37组（2味）——马齿苋、地锦草

马齿苋	清热解毒，凉血止血，止痢。	口诀：马吃两只雪梨。 （马齿凉止血痢）
地锦草	清热解毒，凉血止血，利湿退黄。	口诀：地锦始皇。（地锦湿黄） 联想：地下出土的锦，是秦始皇时代的。

说明：草类药大多有“清热解毒”之功，如鸭跖草、蒲公英、白花蛇舌草、鱼腥草、败酱草、紫花地丁、穿心莲、大青叶、千里光及本组这些草药。还有不少没列入清热药的，如祛风湿药的豨莶草、老鹳草，利水渗湿药的车前草、海金沙藤、金钱草、地耳草、鸡骨草、垂盆草、珍珠草，止血药的大蓟、小蓟、仙鹤草，活血化瘀药的益母草，补气药的绞股蓝等，都能清热解毒。温性的草类药也有，还是寒性的较多，有时可据此帮助记功效。

第38组（2味）——山慈菇、半边莲

药名	功效	口诀与联想
山慈菇	清热解毒，化痰散结。	口诀：慈菇寺谈爸。（慈姑4痰8） 联想：在慈姑寺（虚拟地名）谈爸爸的事。
半边莲	清热解毒，利尿消肿。	口诀：半边莲尿种。（半边莲尿肿） 联想：半边莲要用尿来种。

第39组（2味）——熊胆粉、千里光

药名	功效	口诀与联想
熊胆粉	清热解毒，息风止痉，清肝明目。	口诀：熊胆粉丝洗颈请名。（熊胆粉4息痉清明） 联想：熊胆的粉丝洗了脖颈，请熊胆在颈上签名。
千里光	清热解毒，明目，利湿。	口诀：千里四名师。（千里4明湿） 联想：千里之外有四位名师。

第40组（3味）——白蔹、四季青、绿豆

药名	功效	口诀与联想
白　蔹	清热解毒，消痈散结，敛疮生肌。	口诀：白脸私用八窗机。（白蔹4痈8疮肌） 联想：小白脸私自用八个窗子的飞机。

四季青	清热解毒， 消肿祛瘀， 止血。	口诀：四季总瘀血。 （四季肿瘀血）
绿　豆	清热解毒， 消暑，利水。	口诀：绿豆汤，小暑水。 （绿豆消暑水） 联想：绿豆汤是小暑时常喝的水。

（四）清热凉血药

第41组（2味）——生地黄、玄参

生地黄	清热凉血， 养阴生津。	口诀：生地清凉饮津。 （生地清凉阴津） 联想：生地做的清凉饮料能生津。
玄　参	清热凉血， 滋阴降火， 解毒散结。	口诀：玄参引火独霸。 （玄参阴火毒8） 联想：玄参把引火的事独霸了。

说明：❶“凉血”和“清热凉血”是同一功效，用一“凉”字均可代表。
❷见过生地玄参的人可这样联想：生地、玄参都是黑色的药材，按中医五行理论，黑色属水，入肾经，故生地玄参都能补肾水（肾阴）。

第42组（3味）——牡丹皮、赤芍、紫草

牡丹皮	清热凉血， 活血化瘀。	口诀：牡丹皮，晾活鱼。 （牡丹皮，凉活瘀） 联想：在牡丹皮上晾晒活鱼。

赤　芍　清热凉血， 散瘀止痛。	口诀：吃稍凉，三月痛。 （赤芍凉，散瘀痛） 联想：吃的稍凉，三个月肚子痛。
紫　草　清热凉血， 活血解毒， 消斑透疹。 （原文：透疹消斑。）	口诀：紫草两伙独斑疹。 （紫草凉活毒斑疹） 联想：割紫草的两伙人，独有他出斑疹。
说明：本组药名中的“丹”、“赤”、“紫”都有红色的含义，事实上这三味药的外皮也真是类红色。三味药功效都是“凉血、活血”（“散瘀”和“活血”是同义词），血也是红色，有的同学就是用“红色—血—凉血活血”这个联想链记丹皮赤芍紫草功效的。古本草有赤色药入血分活血之说，虽不尽然但亦有不少，如丹参、红花、苏木、桃仁、鸡血藤、大血藤、月季花、玫瑰花、山楂、茜草、红景天等，都属赤色而能活血者。记这些药的功效不妨利用这个“规律”去做联想。	

第43组（2味）—— 水牛角、白薇

水牛角　清热凉血， 解毒，定惊。	口诀：水牛角，两毒钉。 （水牛角，凉毒定） 联想：水牛角像两枚有毒的钉子。
白　薇　清热凉血， 利尿通淋， 解毒疗疮。	口诀：白尾靓鸟林独闯。 （白薇凉尿淋毒疮） 联想：白尾靓鸟在林子里独闯。
说明：白薇属清虚热药，但第一功效是“清热凉血”，又能“解毒”——与水牛角相似。放到一起好对比，也能形成联想线索。	

（五）清虚热药

第44组（2味）——青蒿、地骨皮

药名	功效	口诀与联想
青　蒿	清虚热，除骨蒸，解暑热，截疟，退黄。	口诀：情好，徐证书借黄。 （青蒿，虚蒸暑截黄） 联想：感情好，老徐把证书借给老黄。
地骨皮	凉血除蒸，清肺降火。	口诀：鼓皮晾蒸清肺火。 （骨皮凉蒸清肺火） 联想：鼓皮晾后再蒸能清肺火。

第45组（2味）——银柴胡、胡黄连、（白薇）

药名	功效	口诀与联想
银柴胡 胡黄连	清虚热，除疳热。 退虚热，除疳热，清湿热。	口诀：银柴虚疳胡连湿。 联想：银柴胡、胡黄连都是清热药，这一点应该不难记，所以口诀只记它们各自清什么热。
白　薇	清热凉血，利尿通淋，解毒疗疮。口诀见第43组。	

附药11味：

忍冬藤：功用与金银花相似，兼可清热疏风，通络止痛。
山银花：清热解毒，疏散风热。
幕头回：功似败酱，兼止血、止带。
北豆根：清热解毒，祛风止痛。
西青果：清热生津，解毒。
半枝莲：清热解毒，化瘀利尿。
绿豆衣：功同绿豆。
赤小豆：解毒排脓，利水消肿。
黑豆：益精明目，养血祛风，利水，解毒。
鲜地黄：清热生津，凉血，生津。
紫草茸：清热，凉血，解毒。

三、泻下药

（一）攻下药

第46组（1味）——大黄

大黄　泻下攻积， 清热泻火， 凉血解毒， 逐瘀通经， 利湿退黄。	1. **口诀**：大黄蟹清凉竹沥。 （大黄泻清凉逐利） **联想**：吃大黄蟹，喝清凉竹沥。 2. **记每个功效前两个字**：泻下、清热、凉血、逐瘀、利湿。 3. **记功效全文**：泻下攻积、清热泻火、凉血解毒、逐瘀通经、利湿退黄。
说明：本组是用“分步记忆法”的示例。如觉得不好记，还可以用“联想链记忆法”（见10组）、“首尾组词记忆法”（见12组柴胡例），也可试试“化简谐音记忆法”。	

第47组（3味）——芒硝、番泻叶、芦荟

芒　硝　泻下通便， 润燥软坚， 清火消肿。	**口诀**：忙销瞎编人造软件，请我销总。 （芒硝下便润燥软坚，清火消肿） **联想**：某公司忙着销售瞎编的人造软件，请我当销售总监。
番泻叶　泻热行滞， 利水，通便。 （原文：泻热行滞，通便，利水。）	**口诀**：番泻爷写我性直随便。 （番泻叶泻热行滞水便） **联想**：番泻爷（人名）写自传：“我是性子直又随便的人。”

芦　荟	泻下通便， 清肝泻火， 杀虫疗疮。	口诀：芦荟下边青干，邪火纱窗。 （芦荟下便清肝，泻火杀疮） 联想：芦荟下边青而干，邪火一点就着，烧了纱窗。
说明：芒硝口诀中的“我”字是“火”的近似音。		

（二）润下药

第48组（3味）——火麻仁、郁李仁、松子仁

火麻仁	润肠通便。	口诀：麻仁唱（肠），李仁睡（水），松仁止咳又润肺。
郁李仁	润肠通便，下气利水。	
松子仁	润肠通便，润肺止咳。	
说明：“润肠”和“润肠通便”是同义词，统一化简为“肠”；“利水”和“利水消肿”也是同义词，统一化简为“水”。		

（三）峻下逐水药

第49组（3味）——京大戟、甘遂、芫花

京大戟	泻水逐饮， 消肿散结。	口诀：大戟甘遂写，谁印总结？ （大戟甘遂泻，水饮肿结） 联想：大戟和甘遂写总结，你们谁去印总结？
甘　遂	泻水逐饮， 消肿散结。	
芫　花	泻水逐饮， 外用杀虫疗疮。	口诀：芫华卸水银纱窗。 （芫花泻水饮杀疮）

第50组（2味）——商陆、牵牛子

药名	功效	口诀与联想
商　陆	逐水消肿， 通利二便； 外用解毒散结。	口诀：商陆助水肿，通二便都上街。 （商陆逐水肿，通二便毒散结） 联想：商陆帮助消水肿，通了二便好了，都能上街了。
牵牛子	泻水通便， 消痰涤饮， 杀虫攻积。	口诀：牵牛邪水边，贪饮傻公鸡。 （牵牛泻水便，痰饮杀攻积） 联想：我牵着牛到邪水边想饮牛，看见一群贪饮的傻公鸡早在水边喝上了。

说明：本书口诀里的“水”字一般代表“利水”，但在峻下逐水药里是指“逐水”。

第51组（2味）——巴豆霜、千金子

药名	功效	口诀与联想
巴豆霜	峻下冷积， 逐水退肿， 祛痰利咽； 外用蚀疮。	口诀：巴豆双军下冷极朱水中探盐，外用拭疮。 （巴豆霜峻下冷积逐水肿痰咽，外用蚀疮） 联想：巴军、豆军双军，下到冷极的朱色水中探盐，外用擦拭疮口。
千金子	泻下逐水， 破血消癥； 外用疗癣蚀疣。	口诀：千金子下煮水，破血争选优。 （千金子下逐水，破血癥癣疣） 联想：千金子（虚拟人名）下到煮水里，头破血流地去争个选优的名额。

附药3味：
红大戟：泻水逐饮，消肿散结。
狼毒：泻水逐饮，破积杀虫。
巴豆：外用蚀疮。

四、祛风湿药

（一）祛风寒湿药

第52组（2味）——独活、防己

独活　祛风湿，通痹止痛，解表。 防己　祛风止痛，利水消肿。	口诀：独活风痛表， 防己风痛水。

说明：❶独活与羌活合称“二活”，功效都是“祛风湿，止痛，解表”，但羌活属解表药，“解表”在前；独活属祛风湿药，“祛风湿”在前。二者都可用于风寒夹湿证，合用则作用更强。见第5组。
❷防己属祛风湿热药，与独活放在一起相互联想，两者印象都能加深。
❸防己、防风（第4组）都是“防”字打头，都能“祛风湿止痛”；大凡名称相似的药功效也有相似之处，可作联想线索。

第53组（2味）——威灵仙、徐长卿

威灵仙　祛风湿，通经络，止痛，消骨鲠。	口诀：威灵仙，风湿经络痛鲠痊。
徐长卿　祛风除湿，止痛，止痒。	口诀：徐长卿，祛风除湿痛痒宁。

说明：在口诀里加衬字，起押韵，上口或其他有利于记忆的作用——也是记忆术中的一法。

第54组（2味）——川乌、草乌

川乌 祛风除湿，温经止痛。 **草乌** 祛风除湿，温经止痛。	**口诀：** 川乌草乌同，风湿温经痛。
说明： ❶来源相同的中药功效也基本相同。如本组川乌、草乌都是毛茛科乌头属植物的块根，都是温热性，都有大毒（草乌毒性更强），主要功效都是祛风湿，温经止痛。了解药物来源对记忆功效有举一反三的好处。 ❷草乌在九版《中药学》附于川乌之下，但临床常用，功效与川乌相同，一起记了吧。	

第55组（3味）——乌梢蛇、蕲蛇、金钱白花蛇

乌梢蛇 祛风，通络，止痉。 **蕲　蛇** 祛风，通络，止痉。 **金钱白花蛇** 祛风，通络，止痉。	**口诀：** 三蛇去了静。 （三蛇祛络痉） **联想：** 三条蛇都去了，家里就安静了。
说明： ❶“止痉”的“痉”、“通经”的“经”、“定惊”的“惊”和“益精”、“固精”的“精”发音相同，我们编口诀时尽量使之有别。如“定惊”用“定”不用“惊”；“止痉”的“痉”用四声字谐音（本组“祛络痉”谐音为“去了静”而不用“取了经”）；“通经”用“经”；“益精”、“固精”多用两字同时谐音。但在不致发生误解时，也有用同样字谐音的，请注意各条的说明。 ❷金钱白花蛇在《中药学》附于蕲蛇之下，但临床常用，功效与蕲蛇相同，也一起记了吧。	

第56组（3味）——木瓜、伸筋草、蚕沙

木　瓜　舒筋活络，和胃化湿。	**口诀：** 木瓜熟进货，漯河喂画师。 **联想：** 木瓜熟了我就进货（木瓜），运到漯河喂画师吃。

<table>
<tr><td>伸筋草　祛风湿，
舒筋活络。
蚕　沙　祛风湿，
和胃化湿。</td><td>口诀：伸筋蚕沙，风湿木瓜。
联想：伸筋草和蚕沙都能祛风湿，此外二者各有一功效与木瓜相同。</td></tr>
<tr><td colspan="2">说明：木瓜口诀是全文谐音记忆，方便下面伸筋草、蚕沙的记忆。口诀里用了河南的地名（漯河），提示自编谐音口诀时尽量用自己熟悉的地名、人名、器物名，觉得亲切、有趣就容易记住。</td></tr>
</table>

第57组（1味）——油松节

油松节　祛风除湿，通络止痛。	联想链：松节—松树的关节—人的关节—祛风湿—通络止痛。 联想：松节是松树的“关节”，松树耐寒，其“关节”可治人关节的风寒湿痹（祛风湿），而凡祛风湿药都能通络止痛。

第58组（2味）——海风藤、青风藤

<table>
<tr><td>海风藤　祛风湿，通经络，止痹痛。
青风藤　祛风湿，通经络，利小便。</td><td>口诀：海风藤，风络疼；
利小便，青风藤。</td></tr>
<tr><td colspan="2">说明：以“藤”入药的一般都能祛风湿通络止痛，如海风藤、青风藤、丁公藤、络石藤、雷公藤、忍冬藤（金银花附药）、大血藤（清热解毒药）、天仙藤（止咳平喘药的附药）、鸡血藤（活血调经药）、首乌藤（养心安神药）等是。记住少数例外者（如钩藤），就可以把“藤能通络止痛”作为规律看待，以求见名知效。</td></tr>
</table>

第59组（2味）——丁公藤、昆明山海棠

丁公藤	祛风除湿，消肿止痛。	口诀：丁公丁公，风湿肿痛。
昆明山海棠	祛风除湿，活血止痛，续筋接骨。	口诀：昆明逢十活动筋骨。 （昆明风湿活痛筋骨） 联想：昆明每逢初十、二十、三十，就要活动筋骨。
说明："筋骨"代表"续筋接骨"；"筋络"代表"舒筋活络"，都有"筋"，但不一样。		

第60组（2味）——路路通、穿山龙

路路通	祛风活络，利水，通经。	口诀：路路通，娶了水晶。 （路路通，祛络水经） 联想：路路通，娶了个媳妇叫"水晶"。
穿山龙	祛风除湿，舒筋通络，活血止痛，止咳平喘。	口诀：穿山龙疯使劲，落活动客船。 （穿山龙风湿筋，络活痛咳喘） 联想：穿山龙疯了一般的使劲穿山，最后落在一条活动着的客船上。
说明："舒筋"的"筋"与"生津"的"津"同音，但语言环境有别。"筋"后多有"络"（见第56组）；"津"后常有"渴"。		

（二）祛风湿热药

第61组（3味）——（防己）、秦艽、桑枝、豨莶草

（防己　祛风湿，止痛，利水消肿。口诀见第52组。）		
秦艽	祛风湿，清湿热，止痹痛，退虚热。	口诀：秦艽风湿，湿热痛虚热。

桑　枝	祛风湿，利关节。	口诀：桑枝风湿利关节，豨莶草解毒。
豨莶草	祛风湿， 利关节，解毒。	

第62组（2味）——臭梧桐、海桐皮

臭梧桐	祛风湿， 通经络， 平肝。	口诀：臭梧桐风屎经落瓶。 （臭梧桐风湿经络平） 联想：有臭味的梧桐树，树上的凤凰屎经常落到瓶子里。
海桐皮	祛风湿， 通络止痛， 杀虫止痒。	口诀：铜披风使锣铜，啥样？ （桐皮风湿络痛，杀痒） 联想：铜披风使用做锣的铜，做啥样子？

第63组（2味）——络石藤、丝瓜络

络石藤	祛风通络， 凉血消肿。	口诀：十藤取了两种。（石藤祛络凉肿） 联想：十种藤，我只取了两种。
丝瓜络	祛风，通络， 活血，下乳。	口诀：丝瓜取络，活血下乳。 （丝瓜祛络，活血下乳） 联想：丝瓜取出络，能活血下乳。
说明：药名有络字的都通络——络石藤、丝瓜络、橘络（行气通络，化痰止咳）。		

第64组（2味）——雷公藤、老鹳草

雷公藤	祛风除湿， 活血通络， 消肿止痛， 杀虫解毒。	口诀：雷公起风时活了，总捅虫肚。 （雷公祛风湿活络，肿痛虫毒） 联想：雷公每当山里起风的时候就活了，活了以后他总捅虫的肚子。

<table>
<tr><td>老鹳草　祛风湿，
　　　　通经络，
　　　　止泻痢，
　　　　清热解毒。
（原文：祛风湿，通经络，清热毒，止泻痢。）</td><td>口诀（联想）：老—罐—草
老—冯失落（老冯很失落—风湿络）
罐—写礼（欲用瓦罐装礼物，在罐上写“礼”字—泻痢）
草—清热解毒（草药多能清热解毒）</td></tr>
<tr><td colspan="2">说明：将老鹳草的“清热毒”功效调整到最后，是为使“草”与“热毒”形成联想。</td></tr>
</table>

（三）祛风湿强筋骨药

第65组（2味）——五加皮、香加皮

<table>
<tr><td>五加皮　祛风除湿，
　　　　补益肝肾，
　　　　强筋壮骨，
　　　　利水消肿。
香加皮　利水消肿，
　　　　祛风湿，
　　　　强筋骨。</td><td>口诀：五家分时不抢水。
（五加风湿补强水）
香加皮，先说水。
联想：农村的五个家庭分时间段浇水，不抢水。
香加皮与五加皮功效相同，但五加皮是先说“祛风湿强筋骨”后说“利水”，香加皮是先说“利水”后说“祛风湿强筋骨”。</td></tr>
<tr><td colspan="2">说明：❶“补肝肾，强筋骨”统一化简为“补强”；“强筋骨”统一化简为“强”。以下诸药同此。
❷香加皮属利水消肿药，又名“北五加皮”，与五加皮（又名“南五加皮”）名称相似，功效相同，放到一起记比分开记好记。</td></tr>
</table>

第66组（3味）——桑寄生、杜仲、续断

药名	功效	口诀/联想
桑寄生	祛风湿，补肝肾，强筋骨，安胎元。	口诀：寄生蜂是补墙胎。 （寄生风湿补强胎） 联想：寄生蜂是我补墙的时候它就有胎了。
杜　仲	补肝肾，强筋骨，安胎。	口诀：杜仲寄生没风湿。 联想：杜仲的功效是桑寄生功效（祛风湿，补肝肾，强筋骨，安胎）没有“祛风湿”。
续　断	补肝肾， 强筋骨， 续折伤， 止崩漏。	口诀：续断不抢浙商泵。 联想：续断（虚拟人名）不抢浙商（浙江商人）的水泵。

说明：杜仲、续断均属补阳药，其功效与桑寄生极其相似，对比记忆可相互形成联想。

第67组（3味）——狗脊、千年健、雪莲花

药名	功效	口诀/联想
狗　脊	祛风湿， 补肝肾， 强腰膝。	口诀：狗急疯时肝肾要洗。 （狗脊风湿肝肾腰膝）
千年健	祛风湿， 壮筋骨。	口诀：千年风湿壮筋骨。
雪莲花	祛风湿， 强筋骨， 补肾阳， 调冲任。	口诀：雪莲花风时抢金鼓，沈阳冲人。 （雪莲花风湿强筋骨，肾阳冲任） 联想：雪莲花在刮风时抢了金鼓，到沈阳冲撞行人。

附药3味：蛇蜕：祛风，定惊，退翳，解毒。
松花粉：收敛止血，燥湿敛疮。
天山雪莲：温肾助阳，祛风除湿，通经活血。

五、化湿药

第68组（2味）——广藿香、佩兰

广藿香　芳香化湿，发表解暑，和中止呕。 （原文：芳香化湿，和中止呕，发表解暑。）	口诀：藿香画师表叔河中藕。 （藿香化湿表暑和中呕） 联想：藿香的画师表叔专画河中的藕。
佩　兰　芳香化湿，发表解暑，醒脾开胃。 （原文：芳香化湿，醒脾开胃，发表解暑。）	口诀：佩兰画师表叔姓脾胃。 联想：佩兰也有个画师表叔，他姓“脾胃”。
说明：“化湿”与“芳香化湿”意思相同，把芳香化湿答成化湿老师也不会扣分。	

第69组（2味）——苍术、厚朴

苍术　燥湿健脾，祛风散寒，明目。	口诀：苍术造剑去三明。 （苍术燥健祛散明） 联想：苍术为造剑，去三明（福建省三明市）。
厚朴　燥湿消痰，下气除满。	口诀：侯婆找小谭，下棋出慢。 （厚朴燥消痰，下气除满）

第70组（2味）——豆蔻、砂仁

豆蔻　化湿开胃，温中行气，止呕消食。 （原文：化湿行气，温中止呕，开胃消食）	口诀：豆蔻砂仁划尸开胃，闻中腥气，豆呕食砂泻胎。 （豆蔻砂仁化湿开胃，温中行气，豆呕食砂泻胎）

砂仁　化湿开胃，温脾理气，止泻安胎。 （原文：化湿开胃，温脾止泻，理气安胎）	联想：豆蔻砂仁学解剖，用刀划尸体打开胃，闻到其中的腥气。豆蔻一闻就呕吐把食都呕出来，砂仁一闻就腹泻把胎都泻出去了。
说明：❶砂仁、豆蔻都能“化湿开胃，温中行气”（“温中”即“温脾”，“理气”即行气）。主要不同点是豆蔻“止呕消食”，砂仁“止泻安胎”。这样一整理两者异同点分明，便于答鉴别用药的题。 ❷另一记忆方案（按原文顺序记）： 豆蔻滑行稳重只鸥，卫校时。（豆蔻玩轮滑，滑行稳重像只海鸥在飞翔——那都是她在卫校时的事了）。 砂仁：啥人化石胃？问皮鞋，气胎（啥人是化石胃？问皮鞋，皮鞋说不是化石胃是气胎）。——以上是个提示：每个功效都能用几种方法记忆，大家觉得本书编的口诀不给力，可自编。	

第71组（2味）——草豆蔻、草果

草豆蔻　燥湿行气，温中止呕。	口诀：草蔻造型稳重哦。 （草蔻燥行温中呕）
草　果　燥湿温中，截疟除痰。	口诀：草果早闻中介谈。 （草果燥温中截痰） 联想：草果，早就闻听中介谈过你。
附药3味： 厚朴花：芳香化湿，理气宽中。 砂仁壳：功效同砂仁。 豆蔻壳：功效同豆蔻。	

六、利水渗湿药

（一）利水消肿药

第72组（2味）——茯苓、薏苡仁

药名	功效	口诀
茯　苓	利水渗湿， 健脾，宁心。	口诀：茯苓随时见您。 （茯苓水湿健宁）
薏苡仁	利水渗湿， 健脾止泻， 除痹，排脓， 解毒散结。	口诀：艺人谁是奸邪？比浓度吧。 （苡仁水湿健泻，痹脓毒8）

第73组（2味）——猪苓、泽泻

药名	功效	口诀
猪苓	利水渗湿。	口诀：猪苓利水湿。
泽泻	利水渗湿，泄热， 化浊降脂。	口诀：泽泻热灼纸。 （泽泻热浊脂）

第74组（4味）——葫芦、枳椇子、冬瓜皮、玉米须、（香加皮）

药名	功效	口诀
葫　芦	利水消肿。	口诀：葫芦水肿枳椇酒。 冬瓜清暑玉米黄。
枳椇子	利水消肿，解酒毒。	
冬瓜皮	利水消肿，清热解暑。	
玉米须	利水消肿，利湿退黄。	
（香加皮　利水消肿，祛风湿，强筋骨。口诀见第65组。）		

（二）利尿通淋药

第75组（2味）——车前子、滑石

药名	功效	口诀与联想
车前子	清热利尿通淋，渗湿止泻，明目，祛痰。	口诀：车前青鸟，淋湿卸木炭。（车前清尿，淋湿泻目痰） 联想：车前青鸟是个装卸工，下雨淋湿了还在卸车上的木炭。
滑　石	利尿通淋，清热解暑；外用祛湿敛疮。	口诀：滑石尿淋，清热解暑湿床。 联想：光滑的石头用尿淋了，就是清热解暑的湿床。
说明：“利水通淋”、“利湿通淋”、“利尿通淋”都是同义词，其实可统一简化为“淋”。		

第76组（2味）——木通、通草

药名	功效	口诀与联想
木通	利尿通淋，清心除烦，通经下乳。	口诀：牧童鸟林清心烦，童经入。（木通尿淋清心烦，通经乳） 联想：牧童进了鸟鸣的树林就清除了心烦，所以牧童经常进入这个树林。
通草	清热利尿，通气下乳。	口诀：通草青鸟通气乳。（通草清尿通气乳） 联想：通草做的青鸟能通气通乳。

第77组（2味）——瞿麦、萹蓄

药名	功效	口诀与联想
瞿麦	利尿通淋，活血通经。	口诀：瞿麦临活通警。（瞿麦淋活通经） 联想：瞿麦（虚拟人名）找了个临时的活，当交通警。

萹蓄	利尿通淋， 杀虫，止痒。	口诀：萹蓄林啥样？（萹蓄淋杀痒） 联想：萹蓄是一种草，“萹蓄林”啥样？

第78组（2味）——地肤子、海金沙

地肤子	清热利湿， 祛风止痒。	口诀：弟妇子请李氏去养。 （地肤子清利湿祛痒）
海金沙	清热利湿， 通淋止痛。	口诀：金沙清理时拎桶。 （金沙清利湿淋痛） 联想：金沙清理时要拎个桶。

第79组（2味）——石韦、冬葵子

石　韦	利尿通淋， 清肺止咳， 凉血止血。	口诀：十尾鸟，林请飞客两只。 （石韦尿，淋清肺咳凉止） 联想：十尾鸟（有十个尾巴的怪鸟）在森林请飞客（会飞的客人）两只（会飞的客人肯定是鸟类，所以论“只”不论“位”）。
冬葵子	清热利尿， 下乳，润肠。	口诀：冬葵请尿入场。 （冬葵清尿乳肠） 联想：冬葵，请先尿再入场。

第80组（2味）——灯心草、萆薢

灯心草	利小便， 清心火。	口诀：灯心小便清心火。
萆　薢	利湿去浊， 祛风除痹。	口诀：皮鞋十桌去比。 （萆薢湿浊祛痹） 联想：我的皮鞋跟十桌人去比。

（三）利湿退黄药

第81组（2味）——茵陈、金钱草

茵　陈　清利湿热， 利胆退黄。	口诀：茵陈湿热黄。
金钱草　利湿退黄， 利尿通淋， 解毒消肿。	口诀：金钱草黄陵都种。 （金钱草黄淋毒肿） 联想：金钱草在黄帝陵墓都种植。
说明："利胆退黄"、"利湿退黄"同义，统一简化为"黄"。	

第82组（1味）——虎杖

虎杖　利湿退黄， 清热解毒， 散瘀止痛， 止咳化痰。	口诀（联想）：虎杖——武松打虎。 武—黄（练武的都穿黄衣服） 松—寺（大松树里藏着个寺庙—清热解毒） 打—鱼桶（我打鱼坐在桶里面，叫"打鱼桶"—瘀痛） 虎—坦克（老虎跑着跑着就变成了坦克—痰咳）
说明："挂钩记忆法"的钩子不一定都是药名，但必须与药名密切相关。如"虎杖"，有"虎"有"杖"，很容易想到"武松打虎"，再用"武松打虎"作钩子，每字钩一个功效。这样做联想链短，易记不易混。此例是为了说明有这样一种方法，给读者一些启发。	

第83组（4味）——垂盆草、地耳草、鸡骨草、珍珠草

<table>
<tr><td>垂盆草　利湿退黄，
清热解毒。</td><td>口诀：垂盆草黄死。（垂盆草黄4）
联想：垂盆草没人管，黄了，死了。</td></tr>
<tr><td>地耳草　利湿退黄，
清热解毒，
活血消肿。</td><td>口诀：地耳草活重。（地耳草活肿）
联想：在地里拔耳草的活很重。</td></tr>
<tr><td>鸡骨草　利湿退黄，
清热解毒，
疏肝止痛。</td><td>口诀：鸡骨疏肝痛。
联想：鸡骨能疏肝止痛。</td></tr>
<tr><td>珍珠草　利湿退黄，
清热解毒，
明目，消积。</td><td>口诀：珍珠草名记。（珍珠草明积）
联想：珍珠草是名记（著名记者）的笔名。</td></tr>
<tr><td colspan="2">说明：凡药名里带“草”字的多能“清热解毒”。</td></tr>
<tr><td colspan="2">附药10味：
茯苓皮：利水消肿。
茯神：宁心安神。
冬瓜子：清热化痰，排脓，利湿。
车前草：清热利尿通淋，祛痰，凉血，解毒。
川木通：利尿通淋，清心除烦，通经下乳。
海金沙藤：同海金沙，兼清热解毒。
连钱草：利湿通淋，清热解毒，散瘀消肿。
广金钱草：利湿退黄，利尿通淋。
江西金钱草：清热利湿，解毒消肿。
小金钱草：清热利湿，利水消肿，活血解毒。</td></tr>
</table>

七、温里药

第84组（2味）——附子、肉桂

附子	回阳救逆，补火助阳，散寒止痛。	口诀：父子—回羊—就泥—补火—煮羊—煽汗—直捅。 （附子—回阳—救逆—补火—助阳—散寒—止痛） 联想：父子俩买回羊就和泥（回阳救逆），和泥干什么？——补火炉（补火）。补火干什么？——煮羊肉（助阳）。刚补的炉子湿，火上不来，父亲用扇子扇，扇得满头大汗（散寒），儿子用通条从上往下直捅（止痛）。
肉桂	补火助阳，散寒止痛，温经通脉，引火归元。	口诀：肉桂附子，温通引火。 联想：肉桂的第一、二功效（补火助阳，散寒止痛）是附子的二、三功效，口诀用“附子”表示。

第85组（2味）——干姜、高良姜

干　姜	温中散寒，回阳通脉，温肺化饮。	口诀（联想）：干姜温中—回—温肺。 温中—中山—散寒（“中山”是人们熟悉的人名、地名，由“温中—中—中山—散—散寒—温中散寒”形成联想链） 回—羊通卖（买回的羊通通都卖了——回阳通脉） 温肺—化饮（生姜是“温肺止咳”，干姜是“温肺化饮”——与细辛相同）

高良姜 温胃止呕，散寒止痛。	口诀：高梁闻味呕三桶。 （高良温胃呕散痛） 联想：高梁坏了，闻那气味就呕吐了三桶。
说明：《中药学》记载了4种姜：生姜、干姜、炮姜、高良姜，都有“温中散寒、止痛、止呕”作用。 生姜：解表散寒，温中止呕，化痰止咳，解鱼蟹毒。（发散风寒药） 干姜：温中散寒，回阳通脉，温肺化饮。（温里药） 高良姜：温胃止呕，散寒止痛。（温里药） 炮姜：温经止血，温中止痛。（温经止血药） 生姜、干姜、炮姜本是同一种物质，只是加工方法不同。不妨这样记姜类的主要特点：生姜干了不解表，干姜炮了不温肺，良姜专温脾和胃，温中散寒姜都会。	

第86组（2味）——吴茱萸、小茴香

吴茱萸 散寒止痛，降逆止呕，助阳止泻。	口诀：吴茱萸，三桶酱藕煮羊蝎。 （吴茱萸，散痛降呕助阳泻） 联想：吴茱萸（虚拟人名）用三桶酱藕煮羊蝎子。
小茴香 散寒止痛，理气和胃。	口诀：回乡，山洞里气和味。 （茴香，散痛理气和胃） 联想：我回家乡，走到山洞里就闻到熟悉的气和味了。

第87组（2味）——丁香、花椒

丁香 温中降逆，补肾助阳。	口诀：丁香，闻中奖你，把剩猪羊。 （丁香，温中降逆，补肾助阳） 联想：丁香花，闻一下中间那朵，奖给你，把剩下的给猪、羊。

花椒 温中止痛，杀虫止痒。	口诀：花椒问总统啥虫值养。 （花椒温中痛杀虫止痒） 联想：花椒问总统："啥虫值得养。"总统说有你这个杀虫的东西在，啥虫都没法养。

第88组（3味）——胡椒、荜茇、荜澄茄

胡　椒 温中散寒，下气，消痰。 荜　茇 温中散寒，下气止痛。 荜澄茄 温中散寒，行气止痛。	口诀：胡椒二荜，温散下气；痰胡痛荜。 联想：胡椒和"二荜"（荜茇、荜澄茄）共同功效是"温中散寒，下气"。不同点：胡椒化痰（痰胡），二荜止痛（痛荜）。
附药4味： 八角茴香：温阳散寒，理气止痛。 母丁香：功效同丁香。 红豆蔻：散寒燥湿，醒脾消食。 椒目：利水消肿，降气平喘。	

八、理气药

第89组（2味）——陈皮、青皮

陈皮	理气健脾，燥湿化痰。	口诀：陈皮李琦建澡堂。 （陈皮理气健燥痰） 联想：陈皮和李琦（两个虚拟人名）建澡堂。
青皮	疏肝破气，消积化滞。	口诀：青皮树干—破汽—校急—花治。 （青皮疏肝—破气—消积—化滞） 联想：老师开车撞在青皮树干上，撞破了汽车，校长急了，花钱治——看来人也伤了。

第90组（2味）——枳实、木香

枳实	破气消积，化痰散痞。	口诀：掷石—破气—小鸡—花坛—散皮。 （枳实—破气—消积—化痰—散痞） 联想：我扔石头—石头打破一个大气球—破气球里跑出来一群小鸡—小鸡跑进花坛—往花坛里一抓，抓出一堆散鸡皮（诶，刚才跑进去那小鸡呢？）
木香	行气止痛，健脾消食。	口诀：木箱新启动，捡批小石。 （木香行气痛，健脾消食） 联想：我的木箱启动，捡一批小石头装进去。

第91组（2味）——沉香、檀香

沉香　行气止痛，温中止呕，纳气平喘。	口诀：沉箱—新气筒—问偶哪去—川。 （沉香—行气痛—温呕纳气—喘） 联想：沉重的箱子装的是新气筒，问偶（我）把沉箱运哪儿去——四川。
檀香　行气温中，开胃止痛。	口诀：檀香，星期闻钟开桶。 （檀香，行气温中开痛） 联想：我的檀香密封在桶里，每星期闻听到钟声时才能打开桶。

第92组（2味）——川楝子、乌药

川楝子　疏肝泄热，行气止痛，杀虫。	口诀：楝子叔感谢我星期同杀。 （楝子疏肝泄热行气痛杀） 联想：楝子叔（虚拟人名）感谢我星期天同他杀了一天棋。
乌　药　行气止痛，温肾散寒。	口诀：屋要气通，瘟神散。 （乌药气痛，温肾散） 联想：屋子气要通，即使有“瘟神”也散了。
说明：川楝子口诀中的“我”代表“热”。	

第93组（2味）——荔枝核、香附

荔枝核　行气散结，祛寒止痛。	口诀：力合心齐扒涵洞。 （荔核行气8寒痛）
香　附　疏肝解郁，理气宽中，调经止痛。	口诀：想富—输干借玉—立契宽钟—跳井至桶。 （香附—疏肝解郁—理气宽中—调经止痛）

	联想：想富，去赌，输干了借的玉，立契约求宽限一钟头，不行就去跳井，没想到跳到一只桶里。

第94组（2味）——娑罗子、佛手

娑罗子 疏肝理气，和胃止痛。 佛　手 疏肝理气，和胃止痛，燥湿化痰。	口诀：骡子叔敢骑，和魏至同。佛手找石炭。 （罗子疏肝气，和胃止痛。佛手燥湿痰） 联想：骡子我叔敢骑，和老魏骑至大同（山西大同市），看佛手找石炭。
说明：山西大同云冈石窟有许多佛像，从大同易联想到“佛手”。大同又是煤炭之乡，煤又叫“石炭”。	

第95组（2味）——香橼、梅花

香橼 疏肝理气，宽中，化痰。	口诀：香橼输干妻款瘫。 （香橼疏肝气宽痰） 联想：香橼爱赌，输干了妻子的款，瘫了。
梅花 疏肝和中，化痰散结。	口诀：梅花叔，干河中话谈吧。 （梅花疏，肝和中化痰8） 联想：梅花叔，我们去干河中把话谈吧。

第96组（2味）——玫瑰花、薤白

玫瑰花 行气解郁，和血，止痛。	口诀：玫瑰兴起，雨和雪同。 （玫瑰行气，郁和血痛） 联想：玫瑰一时兴起，想让雨和雪同时下。

薤　白	通阳散结， 行气导滞。	口诀：谢、白同杨三姐，星期倒值。 （薤白通阳散结，行气导滞） 联想：老谢、老白同杨三姐，每星期倒替值班。

第97组（2味）——大腹皮、甘松

大腹皮	行气宽中， 行水消肿。	口诀：大腹皮形宽水肿。 （大腹皮行宽水肿） 联想：病人大肚皮，体形加宽，这是水肿。
甘　松	理气止痛， 开郁醒脾。 外用祛湿消肿。	口诀：干松里七桶开，鱼腥皮时钟。 （甘松理气痛开，郁醒脾湿肿） 联想：干松树里有七个桶打开着，里面是鱼腥皮的时钟。

第98组（3味）——九香虫、刀豆、柿蒂

九香虫	理气止痛， 温中助阳。	口诀：酒香，李琦同温总煮羊。 （九香理气痛温中助阳） 联想：酒香，李琦同温总（两个虚拟人名）煮羊肉下酒。
刀　豆	温中， 下气止呃， 温肾助阳。	口诀（联想）： 刀—文忠下棋至饿（用刀划了个棋盘，和温总下棋直到饿了才散—温中下气止呃） 豆—纹身猪羊（都纹身，纹了猪和羊—温肾助阳）
柿　蒂	降气止呃。	口诀：柿蒂降气止呃。 联想：柿蒂形似小锅盖，把它盖在咽喉处，就能制止呃逆。

附药8味：
橘红：理气宽中，燥湿化痰。
橘核：理气，散结，止痛。
橘络：行气通络，化痰止咳。
橘叶：疏肝行气，散结消肿。
化橘红：理气宽中，燥湿化痰。
枳壳：理气宽中，行滞消胀。
川木香：行气止痛。
土木香：健脾和胃，行气止痛，安胎。

九、消食药

第99组（2味）——山楂、六神曲

药名	功效	记忆
山　楂	消食健胃， 行气散瘀， 化浊降脂。	口诀：山楂市建委姓俞桌子。 （山楂食健胃行瘀浊脂） 联想：山楂市（虚拟地名）建委姓俞的桌子。
六神曲	消食和胃。	口诀：神曲消食和胃。

第100组（2味）——麦芽、稻芽

药名	功效	记忆
麦芽	行气消食，健脾开胃， 回乳消胀。	口诀：麦芽姓石，见开会入账。 （麦芽行食，健开回乳胀）
稻芽	消食和中，健脾开胃。	口诀：稻芽食盒剪开。 （稻芽食和健开）

说明：❶麦芽是消食“三仙”之一，又能回乳消除乳汁郁积之乳胀。这些知识看遍书或听老师讲一遍就能记住（回乳的药），不一定用本书的特殊方法记。
❷稻芽与麦芽都有消食健胃的功效（文字表达略异，内涵一样），但稻芽没记载“回乳”作用。

第101组（2味）——莱菔子、鸡内金

药名	功效	记忆
莱菔子	消食除胀， 降气化痰。	口诀：莱菔市长降棋摊。 （莱菔食胀降气痰） 联想：莱菔市（虚拟地名）的市长降职了，摆棋摊。

鸡内金	健胃消食，涩精止遗，通淋化石。	口诀：基金建委小事，经艺林画室。 （鸡金健胃消食，精遗淋化石） 联想：要点基金在建委是小事，经艺林画室转给你。
附药2味：建神曲：消食化积，理气化湿，健脾和中。 谷芽：功效同稻芽。		

十、驱虫药

第102组（3味）——南瓜子、鹤草芽、苦楝皮

南瓜子　杀虫。 鹤草芽　杀虫。	口诀：南瓜鹤草芽杀虫。
苦楝皮　杀虫，疗癣。	口诀：苦楝皮杀虫疗癣。

第103组（6味）——使君子、雷丸、鹤虱、芜荑、槟榔、榧子

使君子　杀虫消积。 雷　丸　杀虫消积。 鹤　虱　杀虫消积。 芜　荑　杀虫消积。	口诀：君子来玩合适武艺：杀鸡。 （君子雷丸鹤虱芜荑：杀积）
槟榔　杀虫消积， 行气利水，截疟。	口诀：冰狼汽水节。 （槟榔气水截）
榧子　杀虫消积， 润肺止咳， 润肠通便。	口诀：榧子润肺可尝。 （榧子润肺咳肠） 联想：榧子能润肺，可以尝尝（榧子真的很好吃）。

十一、止血药

（一）凉血止血药

第104组——凉血止血药名

凉血止血药—— 大蓟、小蓟、地榆、侧柏叶、槐花、白茅根、苎麻根、羊蹄	口诀：两只大小鱼，车坏猫猪提。 （凉止大小榆，侧槐茅苎蹄） 联想：小推车装了一大一小两只鱼（想象大鱼是大鲨鱼），把车压坏了，猫和猪把鱼提下车。
说明：本类药分两步记忆：❶先用“两只大小鱼，车坏猫猪提”记住这些药都是凉血止血药，这就等于记住了它们的第一功效——“凉血止血”；❷再用各药口诀记住其他功效。各药口诀中没有“凉血止血”，回忆时别忘了加上。这样做看似麻烦，其实省力。因为口诀简单好记，而且不会记混。其他几类止血药都曾编过这样的记忆方案，但本书仅凉血止血药保留了这种记法。	

第105组（3味）——小蓟、大蓟、地榆

药名	功效	口诀
大蓟	凉血止血，散瘀解毒消痈。	口诀：大鸡小鸡鱼都用。 （大蓟小蓟瘀毒痈）
小蓟	凉血止血，散瘀解毒消痈。	
地榆	凉血止血，解毒敛疮。	口诀：地狱独窗。（地榆毒疮） 联想：地狱只有一个窗户——独窗。

第106组（2味）——槐花、侧柏叶

药名	功效	记忆
槐　花	凉血止血， 清肝泻火。	口诀：槐花清肝火。
侧柏叶	凉血止血， 化痰止咳， 生发乌发。	口诀：柏叶坦克剩五发。 （柏叶痰咳生乌发） 联想："百叶坦克"只剩五发炮弹。

第107组（3味）——白茅根、苎麻根、羊蹄

药名	功效	记忆
白茅根	凉血止血，清热利尿。	口诀：白猫请鸟。 （白茅清尿）
苎麻根	凉血止血，安胎， 清热解毒。	口诀：猪妈胎死。 （苎麻胎4）
羊　蹄	凉血止血，解毒杀虫， 泻下通便。	口诀：羊蹄毒杀夏编。 （羊蹄毒杀下便） 联想：羊蹄（虚拟人名）毒杀夏编辑。

（二）化瘀止血药

第108组（3味）——三七、茜草、蒲黄

药名	功效	记忆
三七	散瘀止血， 消肿定痛。	口诀：三七瘀血肿痛。
茜草	凉血，祛瘀， 止血，通经。	口诀：茜草两鱼血统净。 （茜草凉瘀血通经） 联想：用茜草养的两条鱼血统纯净。
蒲黄	止血，化瘀， 通淋。	口诀：蒲黄血雨淋。 （蒲黄血瘀淋）

第109组（2味）——花蕊石、降香

花蕊石　化瘀止血。 降　香　化瘀止血，理气止痛。	口诀：花蕊石瘀血。 　　　降香理气痛。
说明：降香在教材里属于“活血止痛药”，但它的第一功效是“化瘀止血”与花蕊石相同，提到此处便于记。	

（三）收敛止血药

第110组（3味）——白及、仙鹤草、紫珠叶

药名	功效	记忆
白　及	收敛止血， 消肿生肌。	口诀：白鸡瘦，学肿鸡。 （白及收，血肿肌） 联想：白鸡太瘦，要学肿鸡那么胖。
仙鹤草	收敛止血， 截疟，止痢， 解毒，补虚。	口诀：仙鹤吵，收学姐梨都不许。 （仙鹤草，收血截痢毒补虚） 联想：仙鹤吵闹，我收学姐送的梨，都不许。
紫珠叶	凉血收敛止血， 散瘀解毒消肿。	口诀：紫珠两手血，遇毒肿。 （紫珠凉收血，瘀毒肿） 联想：紫珠（虚拟人名）两手出血，再遇毒会肿的。

第111组（3味）——棕榈炭、藕节、血余炭

棕榈炭　收敛止血。 藕　节　收敛止血，化瘀。 血余炭　收敛止血，化瘀，利尿。	口诀：棕榈收血。 　　　藕节瘀。 　　　血余瘀尿。

（四）温经止血药

第112组（3味）——艾叶、炮姜、灶心土

艾 叶	温经止血， 散寒止痛， 调经，安胎； 外用 祛湿止痒。	口诀：艾叶蚊雪散，同跳井台，外石羊。 （艾叶温血散，痛调经胎。外湿痒） 联想：艾叶能使蚊子像雪样散开（干艾叶用火点着冒浓烟，能熏散蚊子），一同跳到井台（想象蚊子被熏得难受，到井台找水冲洗），井台外的石头羊把蚊子吃了。
炮 姜	温经止血， 温中止痛。	口诀：炮姜文静学问终通。 （炮姜温经血温中痛） 联想：吃了炮姜变文静，学问终于精通。
灶心土	温中止血， 止呕，止泻。	口诀：灶心土，温中三止——血、吐、泻。

说明：❶炮姜是用干姜炒黑而成，炒黑的药都能止血，仍有干姜的“温中”作用，这样联想也能帮助记忆。参见85组说明。❷灶心土口诀中用“吐”代替“呕”，为了顺口、好记（上吐下泻），回忆时不难复原。

附药3味：
槐角：清热泻火，凉血止血。
土大黄：凉血止血，杀虫，通便。
大叶紫珠：散瘀止血，消肿止痛。

十二、活血化瘀药

（一）活血止痛药

第113组（2味）——延胡索、川芎

药名及功效	口诀及记法
延胡索　活血，行气，止痛。 川　芎　活血行气，祛风止痛。	口诀：延胡活血行气止痛。 川芎活血行气，祛风止痛。 记法：①念三遍口诀，把“祛风”读成重音。 ②背诵两遍。 ③默写两遍，边背诵边写。

第114组（3味）——姜黄、莪术、三棱

药名及功效	口诀及记法
姜黄　破血行气，通络止痛。 莪术　破血行气，消积止痛。 三棱　破血行气，消积止痛。	口诀：姜黄破血行气，通络止痛。 莪术破血行气，消积止痛。 三棱破血行气，消积止痛。 记法：①念两遍口诀，把“破”、“通络”、“消积”读成重音。②背诵两遍。③默写两遍，边背诵边写。④背诵（或默写）延胡索、川芎、姜黄、莪术、三棱5药功效。

说明：❶莪术、三棱属破血消癥药，其功效与川芎、姜黄相近（破血行气止痛），放到此处便于对比记忆。凡功效只有一两字之差者，都可如此例直接进行机械记忆。

❷注意：每次念、背、写都不要超过三遍，一是避免过多重复产生厌烦，二是连续的过多重复没有必要。用同一方法单调的连续重复同一内容，三遍以上都是无效劳动。

第115组（1味）——郁金

郁金 活血止痛，行气解郁，清心凉血，利胆退黄。	口诀：余金活动星期结余，庆新两粒蛋黄。 （郁金活痛行气解郁，清心凉利胆黄） 联想：剩余的资金是活动一星期的结余，庆新（庆祝新年）时用它买两粒蛋黄。

第116组（2味）——乳香、没药

乳香 活血定痛，消肿生肌。 没药 散瘀定痛，消肿生肌。	口诀：乳香没药，活动总急。 （乳香没药，活痛肿肌） 联想：乳香和没药（两个虚拟人名）活动时总着急。
说明：乳香的“活血”和没药的“散瘀”是一回事，故口诀统一用“活”（活血）代表。	

第117组（2味）——五灵脂、血竭、（降香）

五灵脂 活血止痛，化瘀止血。	口诀：五灵脂活通瘀血。 （五灵脂活痛瘀血） 联想：五灵脂该干的活就是通瘀血。
血　竭 活血定痛，化瘀止血，敛疮生肌。	口诀：学姐连创省纪。（血竭敛疮生肌） 联想：学姐靠五个灵巧的手指，接连创造省记录——什么记录自己想吧，与手指灵活有关——血竭功效就是五灵脂功效多了个“敛疮生肌”。
（降香 化瘀止血，理气止痛。口诀见第109组。）	
说明：中药功效往往是“扎堆”的比单个的好记，所以把活血疗伤药的血竭放在此处。记住五灵脂，血竭就好记了。	

（二）活血调经药

第118组（2味）——丹参、红花

丹参	活血祛瘀，通经止痛，清心除烦，凉血消痈。	口诀（联想）：单身——没有结婚。 没—活去鱼（没活干就去钓鱼—活血祛瘀） 有—油桶精致桶（油桶是个精致的桶—通经止痛） 结—清新厨饭（结清了新厨师的饭钱—清心除烦） 婚—两学校用（结婚请客，借两个学校用用—凉血消痈）
红花	活血通经，散瘀止痛。	口诀：红花活通经，鱼痛。 （红花活通经，瘀痛） 联想：红花一念“活通经”，鱼就痛。

第119组（3味）——桃仁、月季花、凌霄花

桃　仁	活血祛瘀，润肠通便，止咳平喘。	口诀：逃人活，常咳喘。 （桃仁活，肠咳喘） 联想：从敌人集中营里逃出来的人虽然活命了，但身体不好，经常咳喘。
月季花	活血调经，疏肝解郁。	口诀：月季活，跳井叔干预。 （月季活，调经疏肝郁） 联想：月季（虚拟人名）被救活又要跳井，抗议叔叔干预她的婚事。
凌霄花	活血通经，凉血祛风。	口诀：领小活童经粮区。 （凌霄活通经凉祛） 联想：领着小活童经过产粮区。

说明：❶桃仁与苦杏仁、紫苏子的功效相近，可对比记忆（苦杏仁：降气止咳平喘，润肠通便。 紫苏子：降气化痰，止咳平喘，润肠通便。见第140组）。 ❷月季花和玫瑰花功效差不多，可对比记忆（玫瑰花：行气解郁，和血止痛。见第96组）。

第120组（2味）——益母草、泽兰

药名	功效	口诀与联想
益母草	活血调经， 利尿消肿， 清热解毒。	口诀：一亩草活，挑井尿终死。 （益母草活，调经尿肿4） 联想：一亩草本来活了，你挑井里的尿浇它，终于死了。
泽　兰	活血调经， 利水消肿， 祛瘀消痈。	口诀：泽兰雨泳。（泽兰瘀痈） 联想：泽兰（虚拟人名）雨天游泳。
说明："利尿消肿"和"利水消肿"是同义词，故不加区分。		

第121组（1味）——牛膝

药名	功效	口诀与联想
牛膝	逐瘀通经， 补肝肾， 强筋骨， 利尿通淋， 引血下行。	口诀（联想）：牛膝—牛郎会织女。 牛—捉鱼童经（牛捉鱼，牧童念经—逐瘀通经） 郎—狼不敢伸（《东郭先生》故事里的狼，在布袋里蜷成一团，不敢伸开—补肝肾） 会—强筋骨（会—奥运会上的人筋骨都强—强筋骨） 织—纸鸟林（纸鸟活了，飞向树林—尿淋） 女—迎雪下行（织女下凡时正下雪，她迎着雪下行—引血下行）

第122组（2味）——鸡血藤、王不留行

鸡血藤	活血补血，调经止痛，舒筋活络。	口诀（联想）：鸡—血—藤。 鸡—喝血补血（鸡喝了血就能补血—活血补血） 血—学跳精通（我学跳舞很快就精通了—调经止痛） 藤—舒筋活络（藤类药都能舒筋活络）
王不留行	活血通经，下乳消肿，利尿通淋。	口诀：王不留行活通经，下乳消肿尿通淋。

说明：药名有“血”字的药多治血分病，如鸡血藤“行血补血”，血竭“活血、止血”，大血藤“活血止痛”，血余炭“化瘀”等——起码都能活血。这个“规律”可帮助记这类药的功效。

（三）活血疗伤药

第123组（2味）——土鳖虫、自然铜

土鳖虫	破血逐瘀，续筋接骨。	口诀：土鳖婆煮鱼，续筋接骨。 （土鳖破逐瘀，续筋接骨） 联想：土鳖婆煮鱼，用来续筋接骨。
自然铜	散瘀止痛，续筋接骨。	口诀：自然铜，散瘀痛，续筋接骨最常用。

第124组（2味）——马钱子、苏木

马钱子	通络止痛，散结消肿。	口诀：马前落桶八种。 （马钱络通8种） 联想：马前突然落下各样桶，有八种之多。

苏　木	活血祛瘀， 消肿止痛。	口诀：苏木活鱼肿痛。 （苏木活瘀肿痛） 联想：苏木（虚拟人名）为活鱼治肿痛。

第125组（1味）——骨碎补、（血竭）

骨碎补	活血疗伤止痛， 补肾强骨； 外用消风祛斑。	口诀（联想）：骨—碎—补。 骨—活疗伤痛（骨活了能疗伤痛） 碎—布神枪鼓（魔术师把碎布揉成神枪，一枪打穿了远处的鼓—补肾强骨） 补—外用小风区班（补外语用小风区的班—外用消风祛斑）
（血竭　活血定痛，化瘀止血，生肌敛疮。口诀见第117组。）		

第126组（1味）——儿茶

儿茶	活血止痛， 止血生肌， 收湿敛疮， 清肺化痰。	口诀（联想）：儿茶—儿童喝茶。 儿—活血桶（儿子活在血桶里—活血止痛） 童—同志学上级（下级同志们学上级，所以上梁不正下梁歪—止血生肌） 喝—收拾床（我刚要喝，他们就叫我收拾床。知道我喝醉就不能收拾床了—收湿疮） 茶—倾肺谈（俩人喝着茶倾吐肺腑地谈—清肺痰）

第127组（1味）——刘寄奴

刘寄奴	散瘀止痛，疗伤止血，破血通经，消食化积。	口诀：刘裕通辽上学，颇通经史籍。 （刘瘀痛疗伤血，破通经食积） 联想：刘裕到通辽（内蒙古通辽市）上学，颇通经史籍。

说明：刘寄奴是刘裕的小名（刘裕是南北朝宋代开国皇帝，他用草药给士兵疗伤，止痛止血，此药被称为“刘寄奴”，事见《本草纲目》）。“经史籍”是经史方面的古籍。

（四）破血消癥药

第128组（3味）——水蛭、虻虫、斑蝥

水蛭	破血通经，逐瘀消癥。	口诀：水蛭破铜镜遇小郑。 （水蛭破通经瘀消癥） 联想：水蛭拿破铜镜遇见小郑。
虻虫 斑蝥	破血逐瘀，消癥散积。 破血逐瘀，消癥散结，攻毒蚀疮。 （原文：散结消癥。）	口诀：虻虫婆煮鱼蒸三鸡，斑蝥攻读石窗。 （虻虫破逐瘀癥散积，斑蝥攻毒蚀疮） 联想：虻虫婆煮鱼，还要蒸三只鸡，斑蝥攻读石窗前，需要补补身子。

说明：虻虫的“消癥散积”和斑蝥的“散结消癥”虽有一字之差，但却是同义词，故不区分。

第129组（1味）——穿山甲、（莪术）、（三棱）

穿山甲　活血消癥，通经下乳，消肿排脓，搜风通络。	口诀：穿山甲—假货—活消癥—正统—通经乳—入校—消肿脓—农叟—搜风络。
（莪术　破血行气，消积止痛。口诀见第114组。）	
（三棱　破血行气，消积止痛。口诀见第114组。）	
说明：穿山甲功效较长，整理成三字经很押韵，怕忘了，用“首尾组词联想法”。这样背：“穿山甲，甲—假货，货—活—活消癥……” 附药4味： 西红花：活血化瘀，凉血解毒，解郁安神。 茺蔚子：活血调经，清肝明目。 川牛膝：逐瘀通经，通利关节，利尿通淋。 北刘寄奴：活血祛瘀，通络止痛，凉血止血，清热利湿。	

十三、化痰止咳平喘药

（一）温化寒痰药

第130组（2味）——半夏、旋覆花

半　夏　燥湿化痰， 降逆止呕， 消痞散结。	口诀：半夏找塘泥藕，削皮吧。 （半夏燥痰逆呕，消痞8） 联想：半个夏天找水塘泥藕，把藕削（xiāo）了皮吧。
旋覆花　降气，消痰， 行水，止呕。	口诀：旋覆花奖旗弹性随偶。 （旋覆花降气痰行水呕） 联想："覆花奖旗"发不发是弹性的，随偶（我）的心意而定。
说明：本组药功效都有"化痰"和"降逆止呕"，临床亦常相须为用，可对比异同，加深印象。	

第131组（2味）——天南星、白附子

天南星　燥湿化痰， 祛风止痉， 散结消肿。	口诀：男性澡堂取镜八种。 （南星燥痰祛痉8肿） 联想：你到男性澡堂取镜子，要八种样式的。
白附子　祛风痰，定惊搐， 止痛，解毒散结。	口诀：白父逢谈定痛毒八。 （白附风痰定痛毒8） 联想：白父每逢谈话一定痛骂贩毒的老八。

第132组（3味）——芥子、皂荚、猫爪草

药名	功效	口诀与联想
芥　子	温肺豁痰利气， 散结通络止痛。	口诀：芥子问非货摊利器拔萝痛？ （芥子温肺豁痰利气8络通） 联想：白芥子（虚拟人名）问：非洲货摊上的利器拔萝卜痛吗？
皂　荚	祛痰开窍， 散结消肿。	口诀：造假谈窍八种。 （皂荚痰窍8种） 联想：造假的人谈他的窍门有八种。
猫爪草	化痰散结， 解毒消肿。	口诀：猫爪弹琶独盅。 （猫爪痰8毒肿） 联想：听猫爪弹琵琶，独饮一盅。

说明：白芥子是“利气豁痰”，不是“理气化痰”，这两个词义有区别，最好按原文记。

第133组（2味）——白前、前胡

药名	功效	口诀与联想
白前	降气，消痰， 止咳。	口诀：白前讲妻堂客。（白前降气痰咳） 联想：白前（虚拟人名）用方言讲妻子：“堂客”。
前胡	降气化痰， 散风清热。	口诀：钱胡降旗谈，搧风，热。 （前胡降气痰，散风，热） 联想：钱胡子（虚拟人名）降下旗帜谈，一边谈一边用旗搧风，天太热了。

说明：前胡属清化热痰药，因与白前功效相近，放一起便于比较。

（二）清化热痰药

第134组（3味）——川贝母、浙贝母、瓜蒌

川贝母　清热润肺，化痰止咳，散结消痈。	口诀：川贝请人废坦克，爸用。（川贝请润肺痰咳，8痈） 联想：川贝（虚拟人名）请人抬废坦克，说给他爸用。
浙贝母　清热化痰止咳，解毒散结消痈。	口诀：浙贝请弹客都把箫用。（浙贝清痰咳毒8消痈） 联想：浙贝（虚拟人名）请弹琴的客人都把箫用。
瓜　蒌　清热涤痰，宽胸散结，润燥滑肠。	口诀：瓜蒌请弟摊款，兄爸人造花场。（瓜蒌清涤痰宽，胸8润燥滑肠） 联想：瓜蒌（虚拟人名）请弟弟摊款，支持兄、爸的人造花场工程。

第135组（3味）——竹茹、竹沥、天竺黄

竹茹、竹沥、天竺黄 ——清热化痰	口诀（联想）：三竹清热痰。（竹茹、竹沥、竺黄的第一功效都是“清热化痰”或“清热豁痰”）。
竹　茹　清热化痰，除烦，止呕。	口诀（联想）： 竹—清热痰（“三竹”都清热痰） 茹—如吃饭只藕（如果吃饭我只吃藕—除烦止呕）

<table>
<tr><td>竹　沥　清热豁痰，
定惊利窍。</td><td>口诀（联想）：
竹—清热痰（“三竹”都清热痰）
沥—立定立俏（立定要立得俏—定利窍）</td></tr>
<tr><td>天竺黄　清热豁痰，
清心定惊。</td><td>口诀（联想）：
竺—清热痰（“三竹”都清热痰）
黄—清心定（黄河变清时人心就安定了）</td></tr>
<tr><td colspan="2">说明：竹沥是竹子的细胞液，细胞液干燥后就是天竺黄。这两味药同一来源，所以功效基本相同，都是“豁痰”（比“化痰”药作用强）——了解这一点有助于记忆二者共同点。</td></tr>
</table>

第136组（2味）——桔梗、胖大海、（前胡）

<table>
<tr><td>桔　梗　宣肺，
祛痰，
利咽，
排脓。</td><td>口诀：桔梗选妃谈烟农。
（桔梗宣肺痰咽脓）
联想：桔梗选妃，和他谈烟农的事。</td></tr>
<tr><td>胖大海　清热润肺，
利咽开音，
润肠通便</td><td>口诀（联想）：胖—大海
胖—情人飞（胖子的情人飞了—清润肺）
大—雁开音（大雁开音乐会—咽开音）
海—常变（海经常变化—肠便）</td></tr>
<tr><td colspan="2">（前胡　降气化痰，疏散风热。口诀见第133组。）</td></tr>
</table>

第137组（2味）——昆布、海藻

<table>
<tr><td>昆布　消痰软坚散结，
利水消肿。
海藻　消痰软坚散结，
利水消肿。</td><td>口诀：睏不？还早，小摊阮爸水中。
（昆布、海藻：消痰软8水肿）
联想：他问我：睏不？我说还早。你看摆小摊的阮爸还在水中摆摊呢。</td></tr>
</table>

第138组（3味）——黄药子、海蛤壳、海浮石

药名	功效	口诀与联想
黄药子	化痰散结消瘿，清热解毒。	口诀：黄药（师）贪霸小鹰死。 （黄药痰8消瘿4） 联想：黄药师贪图霸主地位，把小鹰打死。
海蛤壳 海浮石	清热化痰，软坚散结，制酸止痛；外用收湿敛疮。 清肺化痰，软坚散结，利尿通淋。	口诀：海哥海石清谈软件吧，海哥肢酸痛，外首饰恋窗。海石鸟林。 （海蛤海石清痰软坚8，海蛤制酸痛，外收湿敛疮。海石尿淋） 联想：海哥、海石（两虚拟人名）一起清谈在“软件吧”，海哥四肢酸痛到外面走走，见橱窗的首饰就忘了酸痛，看首饰恋窗。海石久等海哥不来，就去鸟林了。

说明：“清热化痰”、“清肺化痰”在这里的意思完全一样，故不加区分。

第139组（2味）——瓦楞子、礞石

药名	功效	口诀与联想
瓦楞子	消痰化瘀，软坚散结，制酸止痛。	口诀：瓦楞小坛鱼软煎，爸直酸直痛。 （瓦楞消痰瘀软坚，8制酸止痛） 联想：有瓦楞纹的小坛子，里面装着软煎鱼，爸吃了直泛酸，肚子直痛。
礞　石	坠痰下气，平肝镇惊。	口诀：梦石坠潭下，气瓶杆震惊。 （礞石坠痰下，气平肝镇惊） 联想：我梦见一块特大的石头从天上坠落到水潭下面，把潭边的氧气瓶、电线杆都震倒，我惊醒了。

（三）止咳平喘药

第140组（2味）——苦杏仁、紫苏子

苦杏仁　降气止咳平喘， 润肠通便。	口诀：杏仁降旗客船唱。 （杏仁降气咳喘肠） 联想：杏仁在降旗的客船上唱歌。
紫苏子　降气止咳平喘化痰， 润肠通便。 （原文：降气化痰，止咳平喘，润肠通便。）	口诀：苏子杏，加化痰。 联想：苏子功效是杏仁功效加“化痰”。

第141组（3味）——百部、紫菀、款冬花

百　部　润肺下气 止咳， 杀虫灭虱。 紫　菀　润肺下气， 化痰止咳。 款冬花　润肺下气， 止咳化痰。	口诀：百部紫菀款冬花，润肺下气咳部杀。 紫菀有“紫”后说“紫（止）”， 冬花有“花”后说“花（化）”。 联想：百部紫菀款冬花，都有“润肺下气止咳”之功，不同点是：①“部杀”：百部“杀虫灭虱”。 ②“紫菀后说止”：紫菀先“化痰”后“止咳”。 ③“冬花后说化”：冬花先“止咳”后“化痰”。
说明：紫菀、冬花的“止咳”与“化痰”孰先孰后是有讲究的，不可颠倒顺序。口诀提示可利用药名中“紫”、“花”的谐音“止”、“化”帮助记忆。	

第142组（2味）——马兜铃、枇杷叶

马兜铃　清肺降气，止咳平喘，清肠消痔。	口诀（联想）：马—兜—铃 马—请飞将骑（这匹好马请飞将军骑乘—清肺降气） 兜—止咳平喘（老马兜里装的都是止咳平喘药） 铃—清场小纸（铃声表示要清场收小纸片—清肠消痔）
枇杷叶　清肺止咳，降逆止呕。	口诀：琵琶倾非客，奖你只鸥。 （枇杷清肺咳，降逆止呕） 联想：你的琵琶演奏倾倒非洲客人，他要奖给你一只海鸥。

第143组（2味）——桑白皮、葶苈子

桑白皮　泻肺平喘，利水消肿。 葶苈子　泻肺平喘，行水消肿。	口诀：桑皮亭，写飞船，立水中。 （桑皮葶，泻肺喘，利水肿） 联想：桑树皮盖的亭子，上写“飞船”二字，矗立水中。
说明：“利水消肿”、“行水消肿”在此处无区别。	

第144组（2味）——白果、洋金花

白　果　敛肺定喘，止带缩尿。	口诀：白果敛，肺定喘，带缩尿。 说明：把这“三字经”念三遍，背两遍，试试能否默写下来。
洋金花　平喘止咳，解痉定痛。	口诀：羊进花船磕镜筒。 （洋金花喘咳痉痛） 联想：羊进花船，磕坏了望远镜的镜筒。

第145组（1味）——矮地茶

矮地茶 化痰止咳， 清利湿热， 活血化瘀。	口诀（联想）：矮—地—茶 矮—爱画坦克（我最爱画的是坦克—化痰咳） 地—弟请示我（弟弟什么事都请示我—清湿热） 茶—活鱼（茶叶里蹦出一条活鱼—活瘀）
说明：口诀里的“我”是“热”的近似音。	
附药16味： 半夏曲：化痰止咳，消食化积。 胆南星：清热化痰，息风定惊。 关白附：祛风止痉，散结止痛，散寒祛湿。 皂角刺：消肿托毒，排脓，杀虫。 金沸草：降气，消痰，行水。 平贝母：清热润肺，化痰止咳。 伊贝母：清热润肺，化痰止咳。 湖北贝母：清热化痰，止咳，散结。 土贝母：解毒，散结，消肿。 瓜蒌皮：清热化痰，利气宽胸。 瓜蒌子：润肺化痰，滑肠通便。 罗汉果：清热润肺，利咽开音，滑肠通便。 甜杏仁：润肺止咳，润肠通便。 青木香：行气止痛，解毒消肿。 天仙藤：行气活血，通络止痛。 银杏叶：活血化瘀，通络止痛，敛肺平喘，化浊降脂。	

十四、安神药

（一）重镇安神药

第146组（2味）——朱砂、琥珀

朱砂　清心镇惊，安神，明目，解毒。	口诀：住啥，清新，真静，俺母戒毒。 （朱砂：清心，镇惊，安目解毒） 联想：住啥地方都行，只要空气清新，环境真静，俺母要在这儿戒毒。
琥珀　镇惊安神，活血散瘀，利尿通淋。	口诀：湖泊真暗活鱼鳞。 （琥珀镇安活瘀淋） 联想：这湖泊真暗，满湖跳跃着活鱼的鳞。

第147组（2味）——龙骨、磁石

龙骨　镇惊安神，平肝潜阳，收敛固涩。 磁石　镇惊安神，平肝潜阳，聪耳明目，纳气平喘。	口诀：龙骨磁石诊金按平，龙骨手折，磁石耳鸣拿船。 （龙骨磁石镇惊安平。龙骨收涩，磁石耳明纳喘） 联想：龙骨、磁石是两个病人，他们的诊金按平价算。龙骨的手折（shé）了，磁石耳鸣，好像有人说：拿船、拿船。

（二）养心安神药

第148组（2味）——酸枣仁、柏子仁

酸枣仁　养心补肝，宁心安神，生津，敛汗。 （原文：养心补肝，宁心安神，敛汗，生津。）	口诀：枣仁酸，养心肝，宁心安，津敛汗。
柏子仁　养心安神，润肠通便，止汗。	口诀：柏子养心俺常汗。 （柏子养心安肠汗） 联想：吃柏子能养心，治俺常出虚汗。
说明：柏子仁富含油脂，油多的种子都能润肠通便，如火麻仁、郁李仁、松子仁、桃仁、苦杏仁、紫苏子、黑芝麻等。当然不是所有的“仁”都润肠，象枣仁、苡仁等无大量油脂的种子就没有润肠作用。	

第149组（2味）——灵芝、首乌藤

灵　芝　补气安神，止咳平喘。	口诀：灵芝补气and止咳喘。 （灵芝补气安止咳喘） 联想：灵芝能补气和止咳喘。
首乌藤　养血安神，祛风通络。	口诀：首乌藤养靴俺去乐。 （首乌藤养血安祛络） 联想：他把首乌藤养在靴子里，俺们去看见都乐。
说明：灵芝口诀借用了外语单词，提示其他课程、其他领域的词汇、术语都可用来记中药功效。	

第150组（2味）——合欢皮、远志

合欢皮	解郁安神， 活血消肿。	口诀：合欢姐与俺伙种（zhòng）。 （合欢解郁安活肿） 联想：这一片合欢树是姐姐与俺合伙种植的。
远　志	安神益智， 交通心肾， 祛痰，消肿。	口诀：院子安椅子交通心肾，去谈众。 （远志安益智交通心肾，祛痰肿） 联想：院子里安放椅子，这是交通心肾的地方，去谈心者众。
附药3味： 水银：杀虫，攻毒。 龙齿：镇静安神。 合欢花：解郁安神。		

十五、平肝息风药

（一）平抑肝阳药

第151组（3味）——石决明、紫贝齿、珍珠母

石决明 平肝潜阳，清肝明目。 **紫贝齿** 平肝潜阳，清肝明目，安神镇惊。 （原文：平肝潜阳，镇惊安神，清肝明目）	**口诀：** 石决平，清肝明；贝齿安镇惊。
珍珠母 平肝潜阳，安神定惊，明目退翳。	**口诀：** 祝母平安定名医。（珠母平安定明翳） **联想：** 祝愿母亲平安，为母亲指定了一位名医。

说明： ❶这三味药都是海洋软体动物的贝壳，都有“平肝潜阳，清肝明目”之功，古人早发现贝壳类（介类）这个共同点，有“介类潜阳”之说。
❷决明子，又叫“草决明”（见第18组）。它的功效是：“清热明目，润肠通便”。石、草二决明都有“清肝明目”之功，所以名称都叫“决明”。决，开也；明，视力也。
❸“平肝”、“平抑肝阳”和“平肝潜阳”三词同义，都用一“平”字代表；“息风”就是“息风止痉”统一简化为“息”。

第152组（2味）——代赭石、牡蛎

代赭石 平肝潜阳，重镇降逆，凉血止血。	**口诀：** 这是瓶中珍，奖你两只靴。（赭石平重镇，降逆凉止血） **联想：** 我把家传的古瓶捐给国家博物馆，

	馆长对我说："这是瓶中的珍品，奖励你两只靴吧！"
牡　蛎　潜阳补阴，重镇安神，软坚散结，收敛固涩，制酸止痛。	口诀（联想）： 牡—母—牵羊补阴钟震安身。（母亲牵着羊去补阴，在钟声震响处安身—潜阳补阴重镇安神） 蛎—梨—软把手射酸痛。（梨很软，但捏出的水射在手上，又酸又痛—软8收涩酸痛）

第153组（2味）——刺蒺藜、罗布麻叶

刺 蒺 藜　平肝解郁，活血祛风，明目，止痒。	口诀：季丽萍接玉活取名牧羊。 （蒺藜平解郁活祛明目痒） 联想：季丽萍（虚拟人名）是玉雕大师，她接了个玉活，她给这玉活取名"牧羊"。
罗布麻叶　平肝安神，清热利水。	口诀：萝卜瓶暗青水。 （罗布平安清水） 联想：我把萝卜掏空做瓶，装暗青色的水。

（二）息风止痉药

第154组（3味）——羚羊角、钩藤、天麻

羚羊角　平肝息风，清肝明目，清热解毒。	口诀：领洋评戏清明寺。 （羚羊平息清明4） 联想：领洋人看评戏到清明寺（寺庙名）。

钩　藤	息风止痉， 清热平肝。	口诀：钩藤洗热瓶。 （钩藤息热平） 联想：我用钩藤洗热水瓶。
天　麻	息风止痉， 平抑肝阳， 祛风通络。	口诀：天麻洗瓶去了。 （天麻息平祛络） 联想：我接电话，对方找天麻，我说："天麻洗瓶去了"。

说明：❶这一章叫作平肝息风药"，但是功效中既有"平肝"又有"息风"的只有这三味药。这三味药的名字都有"上"的意思："角"在头上、"天"在头上，"钩"尖向上（如钓鱼钩），也不妨这样记："上者全能"（既能"平肝"又能"息风"）。
❷羚羊角口诀："清明寺"是真实名称，我国台湾、河南、山东等地都有"清明寺"。

第155组（2味）——牛黄、珍珠

牛黄	凉肝息风， 清心豁痰， 开窍醒神， 清热解毒。	口诀（联想）： 牛—粮擀细粉倾新河滩。（牛吃的粮擀成细粉，倾倒在新的河滩上，等牛来吃—凉肝息风清心豁痰） 黄—皇敲杏神死。（皇帝一敲把杏神敲死了—窍醒神4）
珍珠	安神定惊， 明目消翳， 解毒生肌， 润肤祛斑。	口诀：珍珠安定，名医解毒剂孕妇祛斑。 （珍珠安定，明翳解毒肌润肤祛斑） 联想：珍珠是个孕妇，她吃安定（安眠药）睡着了，名医用解毒剂给她做"孕妇祛斑术"。

第156组（2味）——全蝎、蜈蚣

全蝎　息风镇痉， 通络止痛， 攻毒散结。 蜈蚣　息风镇痉， 通络止痛， 攻毒散结。	口诀：全蝎蜈蚣喜真经，铜锣通，攻读吧。 （全蝎蜈蚣息镇痉，通络痛，攻毒8） 联想：全蝎和蜈蚣是两个和尚，他们喜欢读真经，铜锣“通”的一响，上课了，攻读真经吧。
说明：蝎子、蜈蚣都属“五毒”(蝎、蛇、蜈蚣、壁虎、蟾蜍)，功效相同，记住一个就等于记住一对。但药性有异：全蝎是平性，蜈蚣是温性。	

第157组（2味）——地龙、僵蚕

地龙　清热定惊，通络， 平喘，利尿。	口诀：地龙亲订了船尿。 （地龙清定络喘尿） 联想：地下的龙亲自订购了一船尿素。
僵蚕　息风止痉， 祛风止痛， 化痰散结。	口诀：僵蚕戏曲通，谈吧。 （僵蚕息祛痛。痰8） 联想：僵蚕是个戏曲通，你们谈吧。
附药6味： 山羊角：平肝，镇惊。 体外培育牛黄：功同牛黄。 人工牛黄：清热解毒，化痰定惊。 密环菌：功同天麻。 僵蛹：功近僵蚕而力较缓。 雄蚕蛾：补肝益肾，壮阳涩精。	

十六、开窍药

第158组（2味）——麝香、石菖蒲

麝　香	开窍醒神，活血通经，消肿止痛。	口诀：蛇想敲醒神，忽通惊总统。 （麝香窍醒神，活通经肿痛） 联想：蛇想敲醒神，“忽通”、“忽通”的响声惊动了总统。
石菖蒲	开窍豁痰，醒神益智，化湿开胃。	口诀：菖蒲瞧河滩，醒神一枝花是开。 （菖蒲窍豁痰，醒神益智化湿开） 联想：菖蒲（虚拟人名）瞧河滩“醒神一枝花”是开了。

说明：本书的“开”就代表“开胃”（参见第91、100组）

第159组（3味）——苏合香、冰片、蟾酥

苏合香　开窍醒神，辟秽，止痛。 冰　片　开窍醒神，清热止痛。 蟾　酥　开窍醒神，解毒，止痛。 （原文：解毒，止痛，开窍醒神。）	口诀：苏合香，开窍醒神辟秽痛。冰片清热痛，蟾酥解毒痛。

说明：“醒神”不容易用谐音编口诀，一是有“行气”的行，二是有“安神”的“神”（一般谐音用“安”），易混淆。

❶蟾酥属攻毒杀虫止痒药，功效与苏合香、冰片极相似，放在一起比较好记。

❷开窍药少，功效多是“开窍醒神，××止痛”，先记住共同点，再记各药的“××”，（2～6字），如果念几遍就能背下来，就不必用口诀。

附药2味：

安息香：开窍醒神，行气活血，止痛。

九节菖蒲：化痰开窍，安神，宣湿醒脾，解毒。

十七、补虚药

（一）补气药

第160组（1味）——人参

人参　大补元气，复脉固脱，补脾益肺，生津养血，安神益智。	口诀（联想）：人参补元气 人—大不愿起（人长大了，早上反而不愿起了—大补元气） 参—神父卖古拖（神父卖古代的拖鞋—复脉固脱） 补—皮衣肥（补好的皮衣太肥—补脾益肺） 元—原剩斤羊血（原来这地方还剩一斤羊血，哪儿去了？——生津养血） 气—安神一指（据说用气功安神，只用一个指头发气—安神益智）
说明：中医术语里“补”的同义词最多，如益、养、滋、润、助、健、强、壮、生、长、增、填、添、加、育、生等，在古今医籍中都能见到。除“补”通用于气血精津液外，其他的使用都有局限性。	

第161组（3味）——党参、西洋参、太子参

党　参　健脾益肺，养血生津。	口诀：党参党参，脾肺血津。
西洋参　补气养阴，清热生津。	口诀：西洋参，补气阴， 能清热，能生津。

太子参　益气健脾，生津润肺。	口诀：太子七剑金人飞。 （太子气健津润肺） 联想：太子七剑把金人砍飞了。

说明：❶党参口诀中没有用“健益养生”四个字，是因为党参大家都知道是补药，健、益、养、生都是“补”的意思，只需记住补什么就行了。
❷西洋参口诀：像唱儿歌那样有节奏地反复念两三遍，再看书背两三遍，一般就能记住了。念的时候有节奏地敲打物体，效果更好。
❸补气药里四种“参”（人参、党参、西洋参、太子参）的共同点：都有“补气”和“生津”的功效。试比较它们的功效不同点，加深印象。

第162组（1味）——黄芪

黄芪　补气升阳，固表止汗，利水消肿，生津养血，行滞通痹，托毒排脓，敛疮生肌。	口诀（联想）：黄芪升阳固表。 黄—皇不骑生羊（皇帝不骑陌生的羊—补气升阳） 芪—七姑表侄喊（七姑的表侄在喊—固表止汗） 升—胜利虽小重（这次胜利虽小但很重要—利水消肿） 阳—羊生金养血（这只羊能生金子，要养在血里—生津养血） 固—姑兴致铜币（我姑姑有兴致攒铜币—行滞通痹） 表—拖杜农连创胜绩（我的老表拖着姓杜的农民比赛，接连创造胜利的成绩—托毒脓敛疮生肌）

第163组（2味）——白术、山药

白术	健脾益气，燥湿利水，止汗，安胎。	口诀：白术健，起早水旱台。 （白术健，气燥水汗胎） 联想：白术健康，因每天起早到“水旱台”公园去锻炼。
山药	补脾养胃，生津益肺，补肾涩精。	口诀：山药皮围巾飞深色井。 （山药脾胃津肺肾涩精） 联想：山药的皮围巾飞到深色的井里。

第164组（2味）——白扁豆、甘草

白扁豆	健脾化湿，和中消暑。	口诀：扁豆剪花和小鼠。 （扁豆健化和消暑） 联想：扁豆剪纸，剪花和小老鼠。
甘　草	补脾益气，清热解毒，祛痰止咳，缓急止痛，调和诸药。	口诀：甘草不脾气，四坦克换几桶调和药。 （甘草补脾气，4痰咳缓急痛调和药） 联想：甘草不发脾气，用四坦克换几桶调和药。

第165组（2味）——大枣、刺五加

大　枣	补中益气，养血安神。	口诀：大早播种一起血案。 （大枣补中益气血安） 联想：我大清早去地里播种，发现一起血案。
刺五加	益气健脾，补肾安神。	口诀：刺五家七剑，不审案。 （刺五加气健，补肾安） 联想：这个歹徒刺了五家人共七剑，不审案，直接枪毙。

第166组（3味）——绞股蓝、红景天、沙棘

绞股蓝	益气健脾， 化痰止咳， 清热解毒。	口诀：叫顾兰期间，瘫客死。 （绞股蓝气健，痰咳4） 联想：派人去叫顾兰（虚拟人名）的期间，瘫痪的客人死了。
红景天	益气活血， 通脉平喘。	口诀：景天一期活：同埋船。 （景天气活通脉喘） 联想：景天的第一期活是：一同埋船。
沙　棘	健脾消食， 止咳祛痰， 活血散瘀。	口诀：杀鸡煎小时，可谈活鱼。 （沙棘健消食咳痰活瘀） 联想：杀鸡，煎鸡肉需一小时，可谈活鱼的事，不可谈别的。

第167组（2味）——饴糖、蜂蜜

饴糖	补中益气， 缓急止痛， 润肺止咳。	口诀：饴糖补中气，换几筒润肺止咳。 （饴糖补中气，缓急止痛润肺止咳） 联想：饴糖补中气，用它换几筒润肺止咳药。
蜂蜜	补中，润燥， 止痛，解毒； 外用生肌敛疮。	口诀：《蜂蜜补》众人早通读。外甥几臁疮。 （蜂蜜补中润燥痛毒，外生肌敛疮） 联想：学生对老师说："《蜂蜜补》这本书，我们众人早就通读过了，外甥还用蜂蜜治好几个臁疮病呢。"

（二）补阳药

第168组（2味）——鹿茸、紫河车

鹿　茸	补肾阳，益精血，强筋骨，调冲任，托疮毒。	口诀：鹿茸沈阳，已经雪，强筋骨，挑重任，脱疮毒。 （鹿茸沈阳，益精血，强筋骨，调冲任，托疮毒） 联想：鹿茸在东北沈阳。沈阳已经下大雪，去那里须强健的筋骨，因为他们要挑重任，又要脱离冻疮的毒害。
紫河车	温肾补精，益气养血。	口诀：紫河车瘟神不精，益气血。 （紫河车温肾补精，益气血） 联想：紫河车上坐着瘟神，不精神，要益气血。

第169组（3味）——巴戟天、淫羊藿、仙茅

巴戟天	补肾阳，强筋骨，祛风湿。	口诀：巴羊肾阳强风湿，仙茅祛寒湿。
淫羊藿	补肾阳，强筋骨，祛风湿。	
仙　茅	补肾阳，强筋骨，祛寒湿。	
说明："强筋骨"简化为"强"及其谐音字。		

第170组（2味）——肉苁蓉、锁阳、（杜仲）、（续断）

肉苁蓉	补肾阳，益精血，润肠通便。	口诀：肉锁阳，沈阳精血肠。 （肉锁阳，肾阳精血肠） 联想：肉和锁阳为原料，做出"沈阳精血肠"。
锁　阳	补肾阳，益精血，润肠通便。	

（杜仲　补肝肾，强筋骨，安胎。口诀见第66组。）
（续断　补肝肾，强筋骨，续折伤，止崩漏。口诀见第66组。）

第171组（1味）——补骨脂

补骨脂　温肾助阳，纳气平喘，温脾止泻；外用消风祛斑。	口诀（联想）：补骨脂外 补—不纹身猪羊。（我不纹身那些猪啊羊的—补肾助阳） 骨—雇拿汽瓶蹿。（就雇那个拿着汽水瓶蹿的人—纳气平喘） 脂—指纹皮质写。（指纹都在皮质上写着呢—温脾止泻） 外—小风去搬。（外面刮小风了，快去搬晾的东西—外消风祛斑）

第172组（1味）——益智仁

暖肾固精缩尿　益智仁　温脾止泻摄唾	口诀：益智仁功效像一副对联—— 上联是：暖肾固精缩尿 下联对：温脾止泻摄唾 横批：益智仁 ——按读对联的口气念两遍，背两遍，默写两遍，差不多就记住了。

第173组（2味）——菟丝子、沙苑子

菟丝子　补益肝肾，固精缩尿，安胎，明目，止泻；	口诀（联想）：菟丝子 菟—兔不敢伸古井缩尿。（兔子不敢伸头，在古井里缩着尿—补肝肾固精缩尿）

	外用消风祛斑。	丝—案抬明致谢。（丝绸面的案抬来了，明天去向你致谢—安胎明止泻） 子—紫外小缝祛斑。（紫外治疗仪有个小缝，用这个小缝祛斑—外消风祛斑）
沙苑子	补肾助阳，固精缩尿，养肝明目。	口诀（联想）：沙苑。 沙—杀补肾猪羊。（杀了能补肾的猪、羊—补肾助阳） 苑—园雇警锁鸟羊赶明墓。（大观园雇警卫，锁了鸟，把羊赶到明朝墓地去—固精缩尿养肝明目）

第174组（2味）——蛤蚧、核桃仁

蛤　蚧	补肺益肾，纳气定喘，助阳益精。	口诀：哥借不肥衣衫，拿起穿，租阳镜。 （蛤蚧补肺益肾，纳气喘，助阳精） 联想：哥哥借不肥的衣衫，拿起就穿，再租个太阳镜戴上——酷吧？
核桃仁	补肾，温肺，润肠。	口诀：核桃不审问肥肠。 （核桃补肾温肺肠）

第175组（1味）——冬虫夏草

冬虫夏草	补肾益肺，止血化痰。	口诀（联想）：冬虫夏草（冬天是虫，夏天变草） 冬虫—不声不飞（冬天虫藏在土里，不出声也不飞—补肾补肺） 夏草—只雪化弹（tán）（夏天虫变成草，只要雪融化了就弹出地面—止血化痰）

第176组（2味）——胡芦巴、韭菜子

胡芦巴	温肾助阳， 祛寒止痛。	口诀：葫芦把纹身猪养寒洞。 （胡芦巴温肾助阳寒痛） 联想：葫芦把“纹身猪”养在寒冷的洞里。
韭菜子	温补肝肾， 壮阳固精。	口诀：韭子温，补肝肾，又壮阳，又固精。

第177组（2味）——阳起石、紫石英

阳起石	温肾壮阳。	口诀：阳起石温肾壮阳。
紫石英	温肾暖宫， 镇心安神， 温肺平喘。	口诀（联想）： 紫—子问甚暖宫（孔子问什么能温暖子宫—温肾暖宫） 石—镇心安神（矿石药可镇心安神—镇心安神） 英—文肺喘（练英文练得肺喘—温肺喘）

第178组（3味）——海狗肾、海马、哈蟆油

海狗肾	暖肾壮阳， 益精补髓。	口诀：海狗肾暖肾，壮阳益精髓。
海　马	温肾壮阳， 散结消肿。	口诀：海马温肾壮阳八小盅。 （海马温肾壮阳8消肿） 联想：“海马酒”能温肾壮阳，每天要喝八小盅。”
哈蟆油	补肾益精， 养阴润肺。	口诀：蛤蟆不深一井饮润肺。 （哈蟆补肾益精阴润肺） 联想：蛤蟆在不深的一个井里饮水润肺。

（三）补血药

第179组（2味）——当归、熟地黄

当　归　补血活血， 调经止痛， 润肠通便。	口诀：当归补血活，跳京同仁厂。 （当归补血活，调经痛润肠） 联想：当归干的是补血的活，跳槽到北京同仁堂药厂。
熟地黄　补血滋阴， 益精填髓。	口诀：叔弟不学音，已经甜睡。 （熟地补血阴，益精填髓） 联想：我的叔伯弟弟不学音乐，已经甜甜地睡了。

第180组（2味）——白芍、阿胶

白芍　养血调经， 敛阴止汗， 柔肝止痛， 平抑肝阳。	口诀（联想）： 白—血跳井练音直喊。（得了白血病，想不开跳井了，练音的人发现有人跳井直喊救人—血调经敛阴止汗） 芍—烧肉肝铜瓶。（烧肉干了放进铜瓶—柔肝痛平）
阿胶　补血滋阴， 润燥，止血。	口诀：阿胶不学银润早学。 （阿胶补血阴润燥血） 联想：阿胶、银润是两个小孩的名字。阿胶不爱学习，银润早起就学习。

第181组（2味）——何首乌、龙眼肉

何首乌 制用：补肝肾，益精血，乌须发，强筋骨，化浊降脂。生用：消痈，截疟，润肠通便，解毒。（原文：解毒，消痈，截疟，润肠通便）	口诀：制首乌，肝肾精血补，乌须强筋骨，化浊血脂无。生首乌，勇劫肠毒。（生首乌，痈截肠毒） 记法：试着用你熟悉的曲调唱这个口诀。
龙眼肉 补益心脾，养血安神。	口诀：聋眼不行批让学按。（龙眼补心脾养血安） 联想：聋哑学校学刺绣的聋学生眼睛也不行了，学校批准让他改学按摩。

（四）补阴药

第182组（2味）——北沙参、南沙参

北沙参 养阴清肺，益胃生津。 **南沙参** 养阴清肺，益胃生津，化痰，益气。	口诀：北沙参，南沙参，养阴清肺益胃津。化痰益气南沙参。 记法：试着用你熟悉的曲调唱这个口诀。

第183组（2味）——百合、麦冬

百合　养阴润肺，清心安神。 麦冬　养阴润肺，清心除烦，益胃生津。 （原文：养阴润肺，益胃生津，清心除烦。）	口诀：百合麦冬阴，润肺又清心，百安麦除烦，益胃又生津。 记法：试着用你熟悉的曲调唱这个口诀。

第184组（2味）——天冬、玉竹

天冬　养阴润燥，清肺生津。 玉竹　养阴润燥，生津止渴。	口诀：天冬玉竹养阴润。天晴飞近；遇荆轲。 （天清肺津，玉津渴） 联想：1. 记第一行：天冬玉竹共同点：养阴润燥。 2. 记第二行：天冬玉竹不同点。天晴鸟飞近；遇（玉）荆轲。

第185组（2味）——石斛、黄精

石斛　益胃生津，滋阴清热。	口诀：十壶以为剩斤，自饮请我。 （石斛益胃生津，滋阴清热） 联想：他准备了十壶酒以为能剩下一斤，自饮还请我。（“我”是“热”的谐音）
黄精　补气养阴，健脾，润肺，益肾。	口诀：黄精不骑羊，因见鄙人费衣裳。 （黄精补气养，阴健脾润肺益肾）

第186组（3味）——墨旱莲、枸杞子、女贞子

墨旱莲 滋补肝肾，凉血止血。 **枸杞子** 滋补肝肾，益精明目。 **女贞子** 滋补肝肾，明目乌发。	口诀：摸狗女子补肝肾， 摸两只靴，购衣精明，女子明乌发。 联想：1. 先记第一行“摸（旱莲）狗（杞子）女（贞）子补肝肾”来记墨、枸、女都能“滋补肝肾”。 2. 再记第二行（三药不同点）：墨凉止血；枸益精明；女子明乌发。

第187组（2味）——桑椹、黑芝麻

桑　椹 滋阴补血，生津润燥。	口诀：桑婶自印布，学生尽人造。 （桑椹滋阴补，血生津润燥） 联想：桑婶自己印的布不好卖，因为学生尽穿人造布。
黑芝麻 补肝肾，益精血，润肠燥。	口诀：芝麻秆伸精血肠。 （芝麻肝肾精血肠） 联想：芝麻秆伸进“精血肠”。

第188组（2味）——龟甲、鳖甲

龟甲 滋阴潜阳，益肾强骨，养血补心，固经止崩。 **鳖甲** 滋阴潜阳，退热除蒸，软坚散结。	口诀：龟甲鳖甲阴潜阳。 鬼神抢羊血心古井蹦，别退热整软件吧。 （龟肾强养血心固经崩，鳖退热蒸软坚8） 联想：1. 先记第一行：龟甲鳖甲的共同点：滋阴潜阳。 2. 再记第二行：二甲不同点。鬼神抢来羊血的心在古井里蹦；别退热情，整软件吧。

附药15味：
红参：大补元气，复脉固脱，益气摄血。
人参叶：补气，益肺，祛暑，生津。
明党参：润肺化痰，养阴和胃，平肝，解毒。
红芪：补气升阳，固表止汗，利水消肿，生津养血，行滞通痹，托毒排脓，敛疮生肌。
扁豆衣：功同扁豆。
扁豆花：消暑化湿。
蜂胶：补虚弱，化浊脂，止消渴；外用解毒消肿，收敛生肌。
鹿角：温肾阳，强筋骨，行血消肿。
鹿角胶：温补肝肾，益精养血。
鹿角霜：温肾助阳，收敛止血。
脐带：补肾，纳气，敛汗。
杜仲叶：补肝肾，强筋骨。
黄狗肾：壮阳益精。
海龙：温肾壮阳，散结消肿。
龟甲胶：滋阴，养血，止血。

十八、收涩药

（一）固表止汗药

第189组——部分功效术语的简化

敛肺	“上”及其谐音字：代表“敛肺”。因“敛肺”治上焦的病。
固精缩尿、固精、涩精	“前”及其谐音字：代表“固精缩尿”。因“固精缩尿”治前阴的病。
涩肠止泻、涩肠	“后”及其谐音字：代表“涩肠止泻”。因“涩肠止泻”是治后阴的病。
说明：这样做可缩短口诀，增加区分度，便于记忆。	

第190组（3味）——麻黄根、浮小麦、糯稻根

麻黄根	固表止汗。	**口诀**：麻黄根，固表止汗。
浮小麦	固表止汗，益气，除热。	**口诀**：浮麦一起热。 （浮麦益气热）
糯稻根	固表止汗，益胃生津，退虚热。	**口诀**：稻根以为仅需热。 （稻根益胃津虚热）

（二）敛肺涩肠药

第191组（2味）——五味子、乌梅

五味子	收敛固涩， 益气生津， 补肾宁心。	口诀：五位收古器金身宁心。 （五味收固气津肾宁心） 联想：您五位是收古器皿的，看看我这尊“金身宁心佛”。
乌　梅	敛肺，涩肠， 生津，安蛔。	口诀：乌梅乌梅，上后津蛔。

第192组（1味）——五倍子

五倍子	敛肺降火， 涩肠止泻， 敛汗，固精 止遗，止血， 收湿敛疮。	口诀：捂被子，上将火，吼喊，前血收拾床。 （五倍子，上降火，后汗，前血收湿疮） 联想：我捂着被子睡觉，上将发火了，吼喊：“前血（我的名字叫前血），收拾床！”

第193组（2味）——罂粟壳、诃子

罂粟壳　敛肺，涩肠，止痛。	口诀：粟壳上后痛。
诃　子　敛肺止咳，涩肠止泻， 降火利咽。 （原文：涩肠止泻，敛肺止咳，降火利咽）	口诀：诃子上课后讲火焰。 （诃子上咳后降火咽） 联想：诃子（虚拟人名）上课后讲火焰。

第194组（2味）——石榴皮、肉豆蔻

石榴皮　涩肠止泻， 止血，驱虫。	口诀：石榴皮厚靴驱虫。 （石榴皮后血驱虫） 联想：穿石榴皮做的厚靴子，驱虫。
肉豆蔻　涩肠止泻， 温中行气。 （原文：温中行气，涩肠止泻。）	口诀：肉是“后”，温中行气是豆蔻。 联想：①“肉”和“后”发音相近，从“肉”不难联想到“后”，进而联想到“涩肠止泻”； ②“温中行气”是豆蔻类中药的共同功效，见本组说明。
说明：豆蔻的功效是“化湿开胃，温中行气，止呕消食”，草豆蔻的功效是“燥湿行气，温中止呕”。	

第195组（2味）——赤石脂、禹余粮

禹余粮　涩肠止泻， 收敛止血。 赤石脂　涩肠止泻， 收敛止血， 生肌敛疮。	口诀：余粮后血，食指挤脸疮。 （余粮后血，石脂肌敛疮） 联想：吃余粮的后献血，别用食指挤脸上的疮。

（三）固精缩尿止带药

第196组（3味）——山茱萸、覆盆子、桑螵蛸

山茱萸　补益肝肾， 收涩固脱。	口诀：山茱萸补肝肾，受雇托。 （山茱萸补肝肾，收固脱） 联想：山茱萸补肝肾？他是受雇的“托”！

覆盆子 益肾固精缩尿， 养肝明目。	口诀：覆盆医生（有）钱养肝明目。 （覆盆益肾前养肝明目）
桑螵蛸 固精缩尿， 补肾助阳。	口诀：上校前补肾阳。 （桑蛸前补肾阳） 联想：当上校以前要补肾阳。

第197组（2味）——金樱子、海螵蛸

金樱子 固精缩尿， 固崩止带， 涩肠止泻。	口诀：金樱子，前崩带后。
海螵蛸 收敛止血， 涩精止带， 制酸止痛， 收湿敛疮。	口诀：海飘血前带酸痛收拾床。 （海螵血前带酸痛收湿疮） 联想：在海飘血之前，我就带着酸痛收拾床，走了。

第198组（2味）——芡实、莲子

芡实 益肾固精， 补脾止泻， 除湿止带。	口诀：芡实省钱，劈只蟹厨师带。 （芡实肾前，脾止泻除湿带） 联想：芡实省钱，劈开一只蟹让厨师带着。
莲子 补脾止泻，止带， 益肾涩精， 养心安神。	口诀：莲子皮质鞋带，神前养心案。 （莲子脾止泻带，肾前养心安） 联想：莲子有两样宝：皮质鞋带和“神前养心案”。

第199组（2味）——刺猬皮、鸡冠花、（椿皮）

药名	功效	口诀
刺猬皮	固精缩尿， 收敛止血， 化瘀止痛。	口诀：刺猬前，血瘀痛。
鸡冠花	收敛止带，止血， 止痢。	口诀：鸡冠花带学历。 （鸡冠花带血痢）
（椿皮	清热燥湿，收敛止带、止泻、止血。口诀见第23组。）	

附药7味：

小麦：养心除烦。

莲须：固肾涩精。

莲房：化瘀止血。

莲子心：清心安神，交通心肾，涩精止血。

荷叶：清暑化湿，升发清阳，凉血止血。

荷梗：通气宽胸，和胃安胎。

石莲子：清湿热，开胃进食，清心宁神，涩精止遗。

十九、涌吐药

第200组（2味）——常山、胆矾

功效	口诀与联想
常山　涌吐痰涎，截疟。 胆矾　涌吐痰涎，解毒收湿，祛腐蚀疮。	口诀：常山胆矾勇探险，常山疟，胆矾读首诗，去副食窗。 （常山胆矾涌痰涎，常山疟，胆矾毒收湿，祛腐蚀疮） 联想：常山、胆矾（两个虚拟人名）勇于探险。走到半路，常山得了疟疾，胆矾读首诗鼓励他，读完诗胆矾又去卖副食的窗口买治疟疾的药。

说明：胆矾功效里有两个shi："湿"和"蚀"，分别谐音成"诗"、"食"，希望能对还原时有帮助。

第201组（2味）——瓜蒂、藜芦

瓜蒂　涌吐痰食，祛湿退黄。 藜芦　涌吐风痰，杀虫。	口诀：瓜蒂吐痰时去湿黄。 （瓜蒂吐痰食祛湿黄） 口诀：藜芦吐风痰杀虫。

说明：瓜蒂功效里有两个shi——"食"和"湿"，如用谐音不易区别，反正字也不多，直接记吧。

二十、攻毒杀虫止痒药

第202组（2味）——雄黄、硫黄

雄黄　解毒杀虫， 燥湿祛痰， 截疟。	口诀：雄黄读啥找谭姐。 （雄黄毒杀燥痰截） 联想：雄黄读啥书？找谭姐问。
硫黄　外用解毒杀虫疗疮；内服补火助阳	口诀（联想）：硫—黄 硫—刘外堵纱窗（刘外公堵纱窗—外毒杀疮） 黄—皇内捕获猪羊（皇宫内捕获猪羊—内补火助阳）

第203组（2味）——白矾、蛇床子

白　矾　外用解毒杀虫， 燥湿止痒； 内服止血止泻， 祛除风痰。	口诀（联想）：白—矾 白—外赌啥肇事羊。（白老外赌啥？肇事羊—外毒杀燥湿痒） 矾—凡内学些除风痰。（凡内科的人都要学些除风痰的知识—内血泻除风痰）
蛇床子　杀虫止痒， 燥湿祛风， 温肾壮阳。 （原文：燥湿祛风，杀虫止痒，温肾壮阳）	口诀："蛇床"啥样？早去问沈阳。 （蛇床杀痒，燥祛温肾阳） 联想："蛇床"是啥样子？早晨去问小沈阳。

第204组（2味）——土荆皮、蜂房

土荆皮	杀虫，疗癣，止痒。	口诀：土荆皮，啥癣痒？ （土荆皮，杀癣痒） 联想：问土荆皮，啥癣痒？——啥癣都痒。
蜂　房	攻毒杀虫，祛风止痛。	口诀：蜂房工毒傻去捅。 （蜂房攻毒杀祛痛） 联想：蜂房里工蜂有毒，傻子才去捅它。

第205组（2味）——樟脑、大蒜、（蟾酥）

樟脑	除湿杀虫，温散止痛，开窍辟秽。	口诀（联想）：樟—脑 樟—张厨师撒葱问三童。（张厨师往锅里撒葱时问三个小童："知道我在干什么吗？"—除湿杀虫温散痛） 脑—开窍必会。（脑子开窍必然会—开窍辟秽）
大蒜	解毒消肿，杀虫，止痢。	口诀：大蒜肚中沙子粒。 （大蒜毒肿杀止痢） 联想：大蒜肚中有沙子粒。
（蟾酥　解毒，止痛，开窍醒神。口诀见第159组。）		
说明：20、21章凡有外用、内服两种用法的药物都采用"挂钩记忆法"，这样也许会便于记忆。		
附药4味： 皂矾（绿矾）：解毒燥湿，杀虫补血。 木槿皮：清热利湿，杀虫止痒。 蜂蜡：解毒，敛疮，生肌，止痛。 蟾皮：清热解毒，利水消肿。		

二十一、拔毒化腐生肌药

第206组（2味）——红粉、轻粉

红粉	拔毒，除脓，去腐，生肌。	口诀：红粉把毒处弄去副省级。 （红粉拔毒除脓去腐生肌） 联想：红粉把狠毒的处长弄去当副省级官员。
轻粉	外用杀虫，攻毒，敛疮；内服祛痰消积，逐水通便。	口诀（联想）：轻—粉 轻—请外杀毒脸疮。（请外国人用杀毒液治我脸上的疮—外杀毒敛疮） 粉—内谈小鸡住水桶边。（我们在花粉内谈：小鸡住水桶边—内痰消积逐水通便）

第207组（2味）——砒石、铅丹

砒石	外用攻毒杀虫，蚀疮去腐；内服劫痰平喘，攻毒抑癌。	口诀（联想）：砒—石 砒—外公赌啥？石床娶妇。（皮外公赌啥？在石头床上娶媳妇—外攻毒杀蚀疮去腐） 石—室内截瘫船工独一爱。（室内的人是截瘫船工独一无二的爱人—内劫痰喘攻毒抑癌）
铅丹	外用拔毒生肌，杀虫止痒；内服坠痰镇惊。	口诀（联想）：铅—丹 铅—牵外把独生寄傻羊。（我牵着外甥把独生子寄给傻羊—外拔毒生肌杀痒） 丹—蛋内追谭晶。（我在蛋内追谭晶—内坠痰惊）

第208组（2味）——炉甘石、硼砂

炉甘石	解毒明目退翳，收湿止痒敛疮。	口诀：芦柑读明医，手势仰脸床。 （炉甘毒明翳，收湿痒敛疮） 联想：我深夜在宿舍吃着芦柑读明朝医书，上铺同学做手势（太晚了睡吧），我点头，仰脸躺床上。
硼　砂	外用清热解毒，内服清肺化痰。	口诀（联想）：硼—砂 硼—朋外丝。（朋友送我外国丝织品—外4） 砂—啥内情非谈。（有啥内情，非谈不可？—内清肺化痰）

附药1味：

密陀僧：外用杀虫收敛，内服祛痰镇惊。

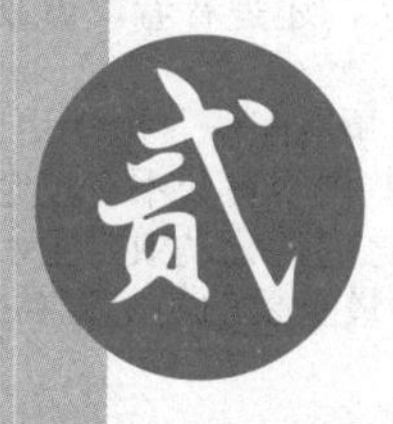

中药主治证的快快记忆

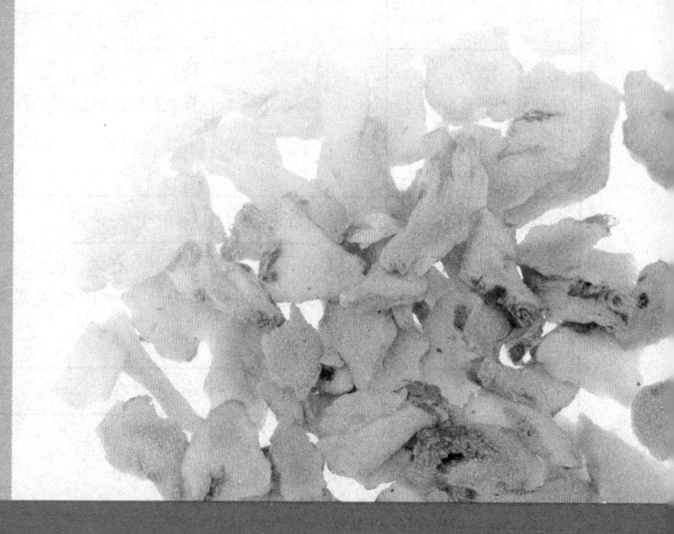

下表分三列，左（功效）右（说明）都不用记，只记中间的“主治证”就好了。

“主治证”来自教材，但经过简化整理，以便快快记住。其实光记住本表主治证也能及格，但要得高分还要在这个基础上详读教材。

“说明”多是讲功效和主治的对应关系，还是看看，可以加深理解。

中药学试题还包括各药的应用特点、常用配伍、用法用量、性味归经、使用注意、基本概念等，但这些内容占分不多，全答错也不影响及格。我们分析过许多中药学试卷，记功效推主治能答上的题占70%以上。所以，复习中药学最重要的是：记功效，推主治。

1. 解表类功用

功　效	主治证	说明
发汗解表 发汗解肌	风寒表证	例外：浮萍“发汗解表”主治风热感冒 香薷“发汗解表”主治阴暑证
发散风寒 祛风散寒 解表散寒 解表（独活）		功效有“风寒”、“表寒”，肯定是治风寒感冒
散风寒	风寒头痛	苍耳子、辛夷
解表（淡豆豉）	外感表证（风热、风寒都能用）	功效有“表”没有“寒”——风热风寒都能用
祛风解表 解表散风		
解肌退热（葛根）	项背强痛	考题常有
通鼻窍 通窍	风寒鼻塞，鼻渊等证	注意：“通窍”和“开窍”是两码事

续表

功　效	主治证	说明
疏散风热	用于风热感冒，温病初起等证	应试小窍门：在主治前面加“用于”二字，主治后面加“等证”二字，显得答案完整
疏散风热	风热目赤	木贼、谷精草（风热头痛）
疏散退热	感冒发热，寒热往来	柴胡
透疹 透疹止痒	麻疹不透，风疹瘙痒等证	
发表透疹	风热感冒，发热头痛	升麻
利咽	咽喉肿痛	“利咽”不论在哪一章都治咽喉肿痛
开音	音哑	要“开音”，说明声音不能“开”了，哑了

2. 清热类功用

功　效	主治证	说　明
清热泻火 泻火	热病烦渴	“烦”字从“火”从“页”，火往头（页）上走——有“烦”肯定是热病
除烦 泻火除烦	热病心烦	
清利头目	头痛，目赤等证	头目的病大多是阳盛的实火证。头最容易痛，目最容易赤

续表

功　效	主治证	说　明
明目	目赤，昏花	带“目”的功效都治目赤，如“明目退翳”——目赤翳障
退翳	目生翳障	
清肝 清肝泻火 泻肝胆火 清肝明目	肝火上炎，胁痛目赤等证	“清肝”肯定治肝火旺了，肝病最常见胁痛；肝主目，火性炎上，很容易联想到“目赤肿痛”
清心火	心烦失眠，口舌生疮	灯心草
清肺胃热	肺热咳喘，胃热呕吐	
清热止呕	胃热呕吐	
清肠消痔	痔疮肿痛或出血	马兜铃
宣发郁热	烦躁胸闷，虚烦不眠	淡豆豉
除疳热	疳积发热	
清热燥湿 清湿热	湿热泻痢等多种湿热证	清热燥湿药都治湿热泻痢，此外还治多种湿热证，各药主治不尽相同，尤其是“三黄”（芩连柏）异同最容易考，应详读教材多记些内容

续表

功效	主治证	说明
清利湿热（茵陈） 利湿（蒲公英） 利湿退黄 祛湿退黄 利胆退黄	湿热黄疸	还有些药治黄疸从功效看不出来，如清热燥湿药里的黄芩、黄柏、白鲜皮等
清热解毒 解毒疗疮 解毒 攻毒 消疮 疗疮 消痈	疮疡肿毒等证	功效里有“毒”、“疮”、“痈”、“脓”的都可用治疮疡肿毒 “解毒”的涵义较广，但都能治疮疡及各种肿毒（如痄腮、咽痛等），用“疮疡肿毒”基本都能涵盖
解毒消肿 消肿止痛 消肿		“消肿”，有利水消肿、逐水消肿、活血消肿、散结消肿、解毒消肿等。如果只讲“消肿”，那都是消痈肿
蚀疮 蚀疮祛腐 祛腐蚀疮	疮疡不溃或溃而不敛	功效都有“蚀疮”
敛疮 收湿敛疮 敛疮生肌		功效都有“敛疮”
托疮毒 托毒生肌 拔毒生肌 拔毒祛腐		功效都有“托毒”、“拔毒”

续表

功　效	主治证	说　明
排脓 消痈排脓 消肿排脓 清热排脓	疮疡不溃或溃而不敛，内痈	“排脓”的药都善治内痈，如鱼腥草、桔梗、金荞麦治肺痈，败酱草、薏苡仁治肺痈肠痈。 此外，有些治内痈的药在功效上没有标志，如金银花、穿心莲、蒲公英、紫花地丁、大血藤
凉血 清热凉血	热入营血之证	只讲“凉血”的药多治血热出血，也属热在血分
清热凉血（白薇）	阴虚发热，产后虚热 热淋，血淋	白薇清热凉血有清虚热的意思，特别记一下
凉血消斑	热入营血发斑疹	大青叶等
凉血止痢	热毒血痢	白头翁等
凉血除蒸 退热除蒸 清虚热 退虚热 清退虚热	阴虚发热，骨蒸潮热	
消暑 解暑 清热解暑	暑病发热等证	滑石、绿豆、藿香、佩兰、青蒿等，有治暑湿证有治暑热证，但都是暑病，都有发热症状

3. 泻下类功用

功　效	主治证	说　明
泻下攻积 泻下通便 润燥软坚	热结便秘	“软坚”的药很多，唯独芒硝“润燥软坚”是治实热积滞，大便燥结
润肠通便 润肠 润肠燥	肠燥便秘	肠需要“润”了，肯定是肠“燥”了
泻水逐饮 泻下逐水 逐水退肿 逐水消肿	水肿，臌胀等证	标志是有“逐”有“水”
峻下冷积	寒积便秘	巴豆

4. 祛风湿类功用

<table>
<tr><th>功　效</th><th>主治证</th><th>说　明</th></tr>
<tr><td>祛风湿
祛风湿，止痛
祛风胜湿止痛
祛风除湿止痛
祛风湿，利关节
祛风除痹
祛寒除湿</td><td rowspan="2">风湿痹证。肢体疼痛，关节不利等症</td><td>痹证有风寒湿痹和风湿热痹，从功效上一般看不出药性，答“风湿痹证”就都包括了</td></tr>
<tr><td>祛风湿，通经络
祛风湿，通络止痛
祛风通络
祛风活络
舒筋活络
舒筋通络</td><td>功效有“络”的药还善治麻木、拘挛</td></tr>
</table>

续表

功效	主治证	说明
祛风止痛	风湿痹痛，头痛	川芎是重点药，要详读教材全面记忆
通络止痛		全蝎、蜈蚣
通利关节	梅毒。肢体疼痛，关节不利等证	土茯苓

5. 化湿类功用

功效	主治证	说明
化湿 燥湿 化湿和中 化湿和胃	湿阻中焦，脘腹胀满，不思饮食，呕吐泄泻等证	化湿药的“化湿”、“燥湿”，都主治湿阻中焦证，“燥湿”较“化湿”作用强 湿阻中焦有上中下三症：中满，上吐，下泻，再加上几个字就是主治证
和胃化湿	湿阻中焦，吐泻转筋	木瓜、蚕沙功用，比其他药主治多“吐泻转筋”。经常考这个功用，值得一记

6. 利水渗湿类功用

功效	主治证	说明
利水 利尿 利小便 利水渗湿 利水消肿 利尿消肿	小便不利，水肿等证	利水和利尿一回事，都能治小便不利、水肿，还有其他主治，各药不同，统一用“等证”二字概括之

续表

功　效	主治证	说　明
渗湿止泻	泄泻	治泻不利小便，非其治也
利尿通淋 利湿通淋 清热利尿 通淋化石	淋证，水肿	能“利尿”肯定有水肿、小便不利，“通淋”强调善治淋证。何药治何淋可看教材利水渗湿药，特别注意哪些药治石淋
除湿	淋浊带下，湿疹瘙痒	土茯苓
利湿去浊	膏淋，白浊	萆薢

7. 温里类功用

功　效	主治证	说　明
回阳救逆 回阳通脉	亡阳证	“亡阳”就是“阳”跑掉了，要让“阳”回来。所以有“回阳”的就治“亡阳”
散寒通阳	阴盛格阳	能“通阳”的不是葱白就是薤白，对应的主治还不一样
通阳散结	胸痹证	
补火助阳	命门火衰阳气不足	补火的“火”是命门火，泻火的“火”是邪火
温通经脉 温经通脉 温经止痛	寒凝血滞诸痛证	桂枝、肉桂温通经脉的主治证特多，先记一句“寒凝血滞诸痛证”，想得高分再详读教材
散寒止痛	寒凝诸痛	详读教材附子、肉桂

续表

功　效	主治证	说　明
温中散寒 散寒调中 温中止痛 温脾开胃	寒凝胃痛	“温中”、“温脾”说明中焦受寒了，最常见的症状是胃痛——寒凝胃痛
温中止泻	脾胃虚寒吐泻	
温中止呕 温中降逆	胃寒呕吐等证	“降逆”是降逆气，中焦逆气主症是呕吐，还有呃逆、嗳气、恶心等
引火归元	虚阳上浮诸症	只有肉桂有此功效，容易出题
引血下行	火热上炎，阴虚火旺之头痛，眩晕，齿痛，口舌生疮，吐血，衄血	只有牛膝有此功效，特容易考

8. 理气类功用

功　效	主治证	说　明
理气 行气 除胀 理气止痛 行气止痛 下气止痛 破气	气滞胀满疼痛	气滞则胀，胀甚则痛 “破气”是强力的行气，治气滞重证

续表

功效	主治证	说明
破气消积	气滞胀痛，热结便秘，湿热泻痢，胸痹，结胸等证	枳实
行气导滞	气滞胀痛，泻痢	薤白
降气止呃 下气止呃	呃逆	“下气”就是降气，不是从上往下降，而是从中往下降，降胃气
行气宽中 理气宽中 行气和胃 和胃止痛 和胃 理气和胃	脾胃气滞证	“和胃”治胃不和（不正常），胃气以通为顺以降为和，单说“和胃”，理气就在其中了
疏肝解郁 疏肝破气 疏肝行气 疏肝止痛 疏肝	肝郁气滞，胸闷胁痛等证	胸两侧为胁，是肝经循行之处，肝气郁结最易出现的症状就是胸胁胀痛
疏肝和中	肝胃气痛	梅花
开郁醒脾	思虑伤脾，不思饮食	甘松
行气散结	疝气痛，睾丸肿痛	荔枝核

9. 消食类功用

功　效	主治证	说　明
消食 消食和胃 消食和中 开胃消食 健脾消食 消食健胃 消食化积 消积化滞 消积	饮食积滞证	还应知道：山楂消肉食，麦芽消谷食，鸡内金消诸食 “消积”的“积”有时指食积、有时指小儿疳积，有时指虫积，有时又指积聚，一般可根据“消积”前后的功效判断是何种“积”

10. 杀虫类功用

功　效	主治证	说　明
杀虫消积 杀虫攻积 杀虫（内服）	虫积腹痛或疳积 虫积，食积	兼治小儿疳积的：使君子、雷丸、鹤虱、芜荑（使君子来玩合适武艺） 槟榔消“积”包括虫积、食积，是重点药 什么药杀什么虫是常考的内容，记3句话就不乱了：“使君子专杀蛔虫，草芽瓜子专杀绦虫，苦楝皮不杀绦虫”，其他药都杀多种虫
杀虫（外用） 杀虫疗疮 杀虫止痒	疥癣湿疹，瘙痒等证	教材最后两章的“杀虫”都是外用。其他非驱虫药章节有“杀虫”作用的药里苦参、芫花、皂荚、百部是外用，别的药都是内服、外用均可
杀虫灭虱	蛲虫，阴道滴虫，头虱及疥癣	百部

11. 止血类功用

功　效	主治证	说　明
凉血止血 清热止血	血热出血	“止血”治全身内外各种出血—— 上窍出血：吐血、衄血、咯血等； 下窍出血：尿血、便血、痔疮出血、崩漏等； 皮下出血：紫癜、发斑疹等； 外伤出血
散瘀止血 化瘀止血	有瘀出血	
温经止血 温中止血	虚寒出血	
收敛止血 止血	各种出血	

12. 活血类功用

功　效	主治证	说　明
行血 活血 活血止痛 活血定痛 活血祛瘀 祛瘀止痛 散瘀止痛	瘀血阻滞诸痛证	“活血”、“行血”、“祛瘀”、“散瘀”同义，都治瘀血证。“破血”、“逐瘀”表示活血作用较强
调经 调经止痛 活血调经 活血通经 逐瘀通经 破血通经 破瘀通经 破血逐瘀	瘀血阻滞，月经不调，痛经，经闭等证	

续表

功　效	主治证	说　明
活血消癥 逐瘀消癥 散积消癥 破血消癥 化癥散痞	瘀血阻滞，癥瘕痞块等证	据功效推应用： 调经——月经不调 通经——经闭 破血、逐瘀——血瘀经闭、癥瘕积聚等证 消癥、散积——癥瘕积聚； 行气——气滞 疗伤、续伤——跌打损伤
活血行气止痛 破血行气 调气活血	血瘀气滞诸痛证	
活血疗伤止痛 活血续伤 接骨疗伤 疗伤止血 续筋接骨 疗伤续折	跌打损伤，瘀滞肿痛	

13. 化痰止咳平喘类功用

功　效	主治证	说　明
温肺豁痰 温肺平喘 温肺化饮	寒痰咳喘	肺病的主要症状是咳、喘、痰 功效有“喘”的也兼治咳 功效有“痰”、“饮”的多兼治咳喘
清热化痰 清肺化痰 清热化痰止咳 清热豁痰 清热涤痰 清肺止咳 泻肺平喘 祛痰	痰热咳喘	“泻肺平喘”的是桑白皮、葶苈子，均为寒性，泻肺火，故可用治痰热咳喘

续表

功效	主治证	说明
清心豁痰	热入心包，中风痰迷	牛黄
清肺止咳 清肺化痰 清肺降火 清肺降气止咳平喘	肺热咳喘	功效有“肺”没有咳、喘、痰，主治仍可答咳喘
清肺润燥 清热润肺 润肺止咳 生津润肺 养阴润肺 润肺下气止咳	肺燥咳嗽	“润肺”的都治肺燥，而肺病不论寒热虚实必有咳嗽
燥湿化痰 燥湿消痰	湿痰寒痰，咳喘痰多	半夏、天南星、白附子、陈皮、佛手
化痰 平喘 消痰 降气化痰 消痰涤饮 宣肺祛痰 祛痰止咳 化痰止咳 止咳化痰 止咳平喘 平喘止咳 止咳祛痰 敛肺化痰定喘 降气消痰止咳 降气止咳平喘化痰	咳喘痰多	功效有“痰”、“咳”、“喘”字，但寒热不明，那就答“咳喘痰多”，肯定错不了

续表

功　效	主治证	说　明
坠痰下气	顽痰咳喘	礞石
下气消痰	癫痫痰多	胡椒“下气消痰”，不是治咳喘。
截疟 截疟除痰	疟疾	草果“截疟除痰”也不是治咳喘，而是生疟之痰，比较个别
化痰散结 软坚散结 消痰软坚散结 化痰散结消瘿	瘿瘤，瘰疬等证	“散结”、“软坚”者多能治瘰疬瘿瘤等证，因为瘿瘤、瘰疬等证都属痰核 “软坚”，形容词做动词的使动用法，意思是“使坚硬的变软”。“坚硬的”是指痰核、痞块、癥瘕积聚等病理产物
消肿散结 散结消肿 散结消痈 解毒散结 消痈散结 攻毒散结 化痰散痞 化痰散结	疮痈肿痛，瘰疬等证	“散结”的意思是“使结聚的消散”。结聚的病理产物多了，痈疽、痰核、痞块、癥瘕等都是“结”，要记住哪味药消哪种结比较难，暂时也不必要，只要记住普遍的几种然后加等证，就行了

续表

功　效	主治证	说　明
散结通络止痛	痰滞经络，痰湿流注诸证	芥子、鳖甲、半夏、瓜蒌、枳实的功效也有“散结”，但对应的主治证有些不同，注意看教材
软坚散结	癥瘕积聚	
消痞散结	心下痞，结胸，梅核气，瘿瘤，痰核等证	
宽胸散结	胸痹，结胸	

14. 安神类功用

功　效	主治证	说　明
安神 清心镇惊 安神镇惊 镇惊安神 重镇安神 养心安神 养血安神 养血补心 宁心安神 补气安神 补肾宁心	心神不宁，心悸，失眠等证	功效有“安神”的药都治心神不宁（心神不安） 其中石类药（朱砂，磁石、龙骨、琥珀）还能治惊痫癫狂、癫痫等证
醒神益智 安神益智		有“益智（志）”作用者（远志、石菖蒲、人参）还能治健忘等证
解郁安神		合欢皮“解郁”，还能治忿怒忧郁等证
养血补心	阴血亏虚之惊悸，失眠，健忘	与“心”有关的功效都治心悸失眠

15. 平肝息风类功用

功 效	主治证	说 明
平肝 潜阳 平肝潜阳 平抑肝阳	肝阳上亢，头晕目眩等证	“平抑肝阳”（平肝）和“潜阳”是同义词，都是治肝阳上亢的意思，所以有的药只说其中之一
滋阴潜阳	阴虚阳亢，阴虚内热，阴虚风动证	阴虚才导致阳亢，所以“滋阴潜阳”也是治肝阳上亢。但有“滋阴”，表示还能治阴虚内热、阴虚动风等
息风 定惊 坠痰定惊	肝风内动，惊痫抽搐等证	“惊”指小儿惊风，“痉”指痉挛抽搐（包括惊风、癫痫、破伤风等），病机都属肝风内动
解痉 止痉 息风止痉 息风镇痉	肝风内动，惊痫抽搐，破伤风等证	教材中能用于破伤风的药：防风、蝉蜕、拳参、蕲蛇、金钱白花蛇、乌梢蛇、僵蚕、天南星、白附子、天麻、全蝎、蜈蚣，功效都有“痉”
清热定惊 清心定惊 凉肝息风	热极生风，惊风抽搐等证	“清”“凉”加上“惊”——治热极生风
祛风痰，定惊搐 祛风止痉	风痰诸证	详读教材天南星、白附子

16. 开窍类功用

功效	主治证	说明
开窍醒神 开窍辟秽	闭证神昏	有“开”有“窍”的功效都治闭证神昏，如只说“通窍”则是指通鼻窍
开窍豁痰（石菖蒲）	痰蒙清窍，神昏癫痫	

17. 补虚类功用

在中医术语里，“补”的同义词甚多，益、养、助、强、壮、健、滋、润、生、填、添、温、暖、培、育、充……都是“补”的意思。在表达药物功效时，经常同义词复用，如补益、滋养、强壮、滋生等。

功效	主治证	说明
大补元气	元气虚脱证	人参
补气养阴	气阴两伤证	西洋参
益气	气虚证	
益肺	肺气虚	只说“益肺”没说补肺的气还是阴，那就是补肺气
补脾益肺 健脾益肺	脾肺气虚证	人参 党参
补益心脾	心脾两虚	龙眼肉
补中 健脾 补脾益气 健脾益气 益气健脾 补中益气 补脾养胃	脾胃气虚证	“补中”就是补中焦脾胃之气 “健脾”就是补脾，就是补脾气。脾气和胃气一虚俱虚，故“健脾”即治脾胃气虚

续表

功　效	主治证	说　明
补脾止泻 温脾止泻 健脾止泻	脾虚泄泻	
补气升阳 升举阳气	气虚下陷，脏器脱垂等证	升阳药有四，黄芪、柴胡、升麻都治脏器下垂，而葛根的“升阳”只说治脾虚泄泻，没提脏器下垂
升阳止泻	热泄热痢，脾虚泄泻	
补肾阳 益肾 补肾助阳 温肾助阳	肾阳虚衰诸证	“助阳”、“壮阳”都是补阳，但“壮”比“助”作用强
温肾壮阳 暖肾 暖肾壮阳 温补肝肾		“温肾”、“暖肾”都是补肾阳
温肾暖宫	肾阳虚，宫冷不孕	紫石英
助阳益精	肾虚阳痿	蛤蚧
益肾强骨	肾虚腰酸脚弱	龟甲
助阳止泻	虚寒泄泻	吴茱萸
补火助阳通便	虚寒便秘	硫黄

续表

功　效	主治证	说　明
补肾阳，强筋骨 补肝肾，强筋骨 补肝肾，强腰膝 补益肝肾 补肾强骨 壮筋骨 强筋骨	肝肾亏虚，腰痛脚弱等证	不管功效里有没有"肝肾"，也不管"强"什么，都可这样答
补肺益肾 补肾温肺 补肾益肺 纳气定喘 纳气平喘	肺虚两虚，久咳虚喘	功效有"肺"有"肾"的都治肺肾两虚，久咳虚喘
助阳化气	痰饮，蓄水证，心悸	桂枝
益气养血	气血两虚证	
补血 养血 养血调经	血虚诸证	当归、熟地黄
滋阴补血	阴血不足	
益精填髓 益精补髓 补肾益精 温肾补精	精髓不足诸证	熟地黄、海狗肾、紫河车、蛤蟆油
养阴清肺 养阴润肺 养阴润燥 润肺	肺阴虚证	"养阴"、"滋阴"、"生津"（津液属阴）都是补阴的意思，治阴虚证；再有"肺"，当然治肺阴虚了

续表

功　效	主治证	说　明
益胃生津 益气生津 生津润燥	胃阴虚津伤口渴等证	肺阴虚主症是燥咳，痰少或无痰；胃阴虚主症是口干咽燥。如果你记得，答题时最好写上
养阴生津（生地） 滋阴降火（玄参）	热病伤阴，舌绛烦渴等证	
养阴润燥	肺胃阴虚	玉竹
养阴润燥	肺胃肾阴虚	天冬
滋阴清热	阴虚发热	“滋”都是补阴（补气阳血都不用“滋”）。 “补肝肾”一般也都是补肝肾之阴（精血）。见到这些功效应想到肝肾阴虚证
补血滋阴 滋补肝肾 补肝肾	肝肾阴虚证	
养肝明目 益精明目	肝虚目暗，视物昏花	
生津 生津止渴 益胃生津	津伤内燥，口渴等证	“生津”的药不少，都治津伤口渴。此外各药还治其他内燥证，各不相同，如桑椹“生津润燥”治消渴及肠燥便秘等。这个功效并非重点，记“津伤内燥，口渴等证”就行了
养阴 滋阴	阴虚内热，骨蒸劳热	不说养哪脏的阴，往往治多种阴虚

18. 收涩类功用

“收”、“敛”、“固”、“涩”、“缩”、“止”，这些词在中药功效里是同义词，如“固精”即是“涩精”，“敛汗”就是“止汗”，有时单用有时复用。

功　效	主治证	说　明
收涩固脱（山茱萸）	遗精滑精，遗尿尿频，崩漏，月经过多，大汗不止，体虚欲脱	这3味药“收敛固涩”，看不出收什么敛什么，而且都是重要品种，应专门记。不妨先记几个字，再从此扩展 山茱萸：汗、精、尿、崩 五味子：汗、精、尿、喘、泻 龙　骨：汗、精、尿、崩、带、疮
收敛固涩（五味子）	久咳虚喘、自汗，盗汗遗精，遗尿，久泻不止	
收敛固涩（龙骨）	滑脱诸证。遗精，滑精，尿频，遗尿，崩漏，带下，自汗，盗汗，湿疮痒疹，疮疡久溃不敛	
固表止汗 止汗 敛汗	自汗，盗汗	
敛肺 敛肺止咳 敛肺降火	肺虚久咳 肺虚久咳 肺热咳嗽咯血	“敛肺降火”是五倍子功效。能“降火”，故治肺热
涩肠 涩肠止泻	久泻久痢	不能只答“泻痢”，必须答“久”
固精止遗 益肾涩精 益肾固精 壮阳固精	遗精滑精 肾虚遗精	见“精”答精，见“尿”答尿，见“带”答带，肯定没错

续表

功　效	主治证	说　明
固精缩尿 涩精止遗	遗精滑精，遗尿尿频	能固精的一般都能缩尿，能固精缩尿的一般也都能止带，因为精尿带同一病机：肾虚不固
止带 收敛止带 除湿止带 燥湿止带	带下	

19. 涌吐类功用

功　效	主治证	说　明
涌吐痰涎	痰饮，喉痹，癫痫，误食毒物	
涌吐痰食 涌吐风痰	风痰，宿食停滞及食物中毒诸证	

20. 其他类功用

不固定在哪一类的功用，或某药独有的功用，归为“其他类”。

功　效	主治证	说　明
止渴	口渴	这些功效主治一看就记住了，没什么可说的
止泻 止痢 止泻痢	泻痢	
疗癣	疥癣，湿疮	
乌发 乌须发	脱发，须发早白	
安胎	胎动不安	

续表

功　效	主治证	说　明
下乳	产后乳汁不多或不通	
回乳消胀	断乳，乳房胀痛	
解酒毒	酒醉	
消骨鲠	骨鲠咽喉	
聪耳明目	耳鸣耳聋，视物昏花	
重镇降逆	呕吐，呃逆，噫气气逆，喘息等证	
缓急止痛 柔肝止痛	脘腹，四肢挛急疼痛	
调和诸药	调和药性	
调冲任	妇女冲任虚寒，崩漏带下	
摄唾	脾寒多唾	
安蛔	蛔厥腹痛，呕吐	
制酸止痛	胃痛吐酸	
燥湿止痒 收湿止痒	湿疹湿疮瘙痒	
润肤祛斑	皮肤色斑	
化浊降脂	高脂血症	

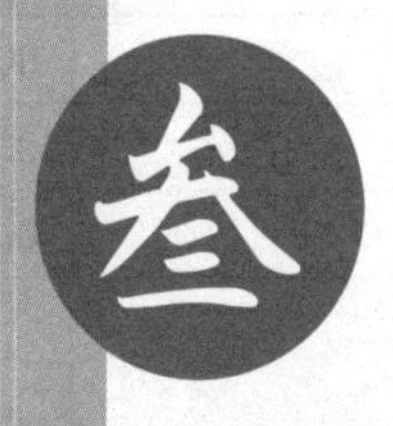

300味重点药功效口诀自测表

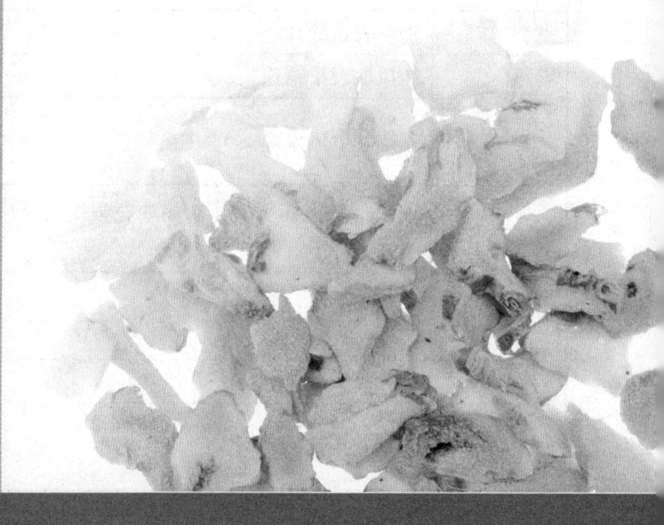

重点药	记忆口诀自测（看口诀，尝试说出或写出功效原文，若想不起来根据页码查看复习）	页码
	一、解表药	002
	（一）发散风寒药	002
麻黄	麻黄发喘水	002
香薷	香薷发湿水	002
紫苏	支书表，三星盒	003
桂枝	桂枝发汗解肌 发—发汗解肌 汗—韩文铜镜卖 解—姐住养花七 肌—几瓶葱姜泥	003
生姜	生姜汤解表散寒—温中止呕—温肺止咳，解鱼蟹毒	004
荆芥	荆芥表，缝针疮	005
防风	防风取表拾铜镜	005
羌活	羌藁解散风湿痛	005
藁本		005
细辛	细芷借三区桶鼻敲。新闻非花银，只找袋重农	006
白芷		006
辛夷	辛夷风寒鼻，儿（耳）子风湿痛	006
苍耳子		006
	（二） 发散风热药	007
蔓荆子	镜子梳头，不喝咽真干	007
薄荷		007

续表

重点药	记忆口诀自测（看口诀，尝试说出或写出功效原文，若想不起来根据页码查看复习）	页码
牛蒡子	牛—棒子—树上蜂窝—选妃—甄—读研	007
蝉蜕	蝉—树缝—热—烟—开音—枕—目翳—痉	008
桑叶	桑叶菊花，树瓶请名，花死叶肥皂	008
菊花		008
柴胡	柴胡疏散退热剂，—技术— 疏肝解郁升阳气	009
升麻	神马标准四省扬？	009
葛根	葛根街鸡腿热 葛—葛根街鸡腿热 根—根津止渴 解—接头枕 肌—鸡生羊蝎 退—推经络 热—热酒毒	010
	二、清 热 药	012
	（一）清热泻火药	012
竹叶	竹叶泻火烦尽尿。淡加淋，芦加呕	012
淡竹叶		012
芦根		012
生石膏	生石膏泻火，除烦渴	012
煅石膏	煅石膏—首饰升级—脸窗雪	012
知母	知母泻火因人噪	013
栀子	侄子卸货厨房，清理时晾肚，外肿痛	013

续表

重点药	记忆口诀自测（看口诀，尝试说出或写出功效原文，若想不起来根据页码查看复习）	页码
天花粉	天花火，剩金止渴，小盅排龙	013
夏枯草	枯草热火木八种	013
决明子	决名次请名唱	014
	（二）清热燥湿药	014
黄连	湿热火毒黄连用，黄柏除蒸芩血安	015
黄柏		015
黄芩		015
龙胆	龙胆肝胆火	015
苦参	苦参撒羊尿	015
白鲜皮	白鲜皮去毒	015
秦皮	秦皮收礼带名	015
	（三）清热解毒药	016
金银花	银花四叔敲钟吧	017
连翘		017
穿心莲	心莲两种枣，老板四两盐	017
板蓝根		017
大青叶	青叶凉拌带火订	017
青黛		017
白花蛇舌草	蛇草林，蒲公英中巴	017
蒲公英		017
紫花地丁	地丁两种	018

续表

重点药	记忆口诀自测（看口诀，尝试说出或写出功效原文，若想不起来根据页码查看复习）	页码
贯众	观众学啥？	018
漏芦	漏芦死，用乳浸埋	018
鱼腥草	鱼腥涌农林	019
败酱草	败将鱼桶	019
大血藤	大学死活取铜	019
射干	蛇干小坛腌	019
山豆根	山豆根种烟	020
白头翁	白头翁，四两力	020
马齿苋	马吃两只雪梨	020
	（四）清热凉血药	022
生地	生地清凉饮津	022
玄参	玄参引火独霸	022
牡丹皮	牡丹皮，晾活鱼	022
赤芍	吃稍凉，三月痛	023
紫草	紫草两伙独斑疹	023
	（五）清虚热药	024
青蒿	情好，徐证书借黄	024
地骨皮	鼓皮两蒸清肺火	024
	三、泻下药	025
	（一）攻下药	025
大黄	大黄蟹清凉竹沥	025

续表

重点药	记忆口诀自测（看口诀，尝试说出或写出功效原文，若想不起来根据页码查看复习）	页码
芒硝	忙销瞎编人造软件，请我销总	025
番泻叶	番泻爷写我性直随便	025
	（二）润下药	026
火麻仁	麻仁唱（肠），李仁睡（水），松仁止咳又润肺	026
郁李仁		026
松子仁		026
	（三）峻下逐水药	026
京大戟	大戟甘遂写，谁印总结？	026
甘遂		026
牵牛子	牵牛水边，贪饮傻公鸡	027
	四、祛风湿药	028
	（一）祛风寒湿药	028
独活	独活风痛表	028
防己	防己风痛水	028
威灵仙	威灵仙，风湿经络痛鲠痓	028
徐长卿	徐长卿，祛风除湿痛痒宁	028
川乌	川乌草乌同，风湿温经痛	029
草乌		029
乌梢蛇	乌梢蛇、蕲蛇、金钱白花蛇：三蛇去了静	029
蕲蛇		029
金钱白花蛇		029

续表

重点药	记忆口诀自测（看口诀，尝试说出或写出功效原文，若想不起来根据页码查看复习）	页码
木瓜	木瓜熟进货，漯河喂画师	029
	（二）祛风湿热药	031
秦艽	秦艽风湿，湿热痛虚热	031
桑枝	桑枝风湿利关节，豨莶草解毒	032
豨莶草		032
	(三) 祛风湿强筋骨药	033
五加皮	五家分时不抢水，香加皮，先说水	033
香加皮		033
桑寄生	寄生蜂是补墙胎	034
杜仲	杜仲寄生没风湿	034
续断	续断不抢浙商泵	034
狗脊	狗急疯时肝肾要洗	034
千年健	千年风湿壮筋骨	034
	五、化湿药	035
广藿香	藿香画师表叔河中藕	035
佩兰	佩兰画师表叔姓脾胃	035
苍术	苍术造剑去三明	035
厚朴	侯婆找小谭，下棋出慢	035
豆蔻	豆蔻砂仁划尸开胃，闻中腥气，豆呕食砂泻胎	035

续表

重点药	记忆口诀自测（看口诀，尝试说出或写出功效原文，若想不起来根据页码查看复习）	页码
草豆蔻	草蔻造型稳重哦	036
	六、利水渗湿药	037
	（一）利水消肿药	037
茯苓	茯苓随时见您	037
薏苡仁	艺人谁是奸邪？比浓度吧	037
猪苓	猪苓利水湿	037
泽泻	泽泻热灼纸	037
	（二）利尿通淋药	038
车前子	车前青鸟，淋湿卸木炭	038
滑石	滑石尿淋，清热解暑湿床	038
木通	牧童鸟林清心烦，童经入	038
通草	通草青鸟通气乳	038
瞿麦	瞿麦临活通警	038
萹蓄	萹蓄林啥样？	039
地肤子	弟妇子请李氏去养	039
海金沙	金沙清理时拎桶	039
石韦	十尾鸟，林请飞客两只	039
	（三）利湿退黄药	040
茵陈	茵陈湿热黄	040
金钱草	金钱草黄陵都种	040

续表

重点药	记忆口诀自测（看口诀，尝试说出或写出功效原文，若想不起来根据页码查看复习）	页码
虎杖	武—黄 松—寺 打—鱼桶 虎—坦克	040
	七、温里药	042
附子	父子—回羊—就泥—补火—煮羊—煽汗—直捅	042
肉桂	肉桂附子，温通引火	042
干姜	干姜温中—回—温肺 温中—中山—散寒 回—羊通卖 温肺—化饮	042
高良姜	高粱闻味呕三桶	043
吴茱萸	吴茱萸，三桶酱藕煮羊蝎	043
小茴香	回乡，山洞里气和味	043
丁香	丁香，闻中奖你，把剩猪羊	043
花椒	花椒问总统啥虫值养	044
	八、理气药	045
陈皮	陈皮李琦建澡堂	045
青皮	青皮树干—破汽—校急—花治	045
枳实	掷石—破气—小鸡—花坛—散皮	045
木香	木箱新启动，捡批小石	045
沉香	沉箱—新气筒—问偶哪去—川	046

续表

重点药	记忆口诀自测（看口诀，尝试说出或写出功效原文，若想不起来根据页码查看复习）	页码
檀香	檀香，星期闻钟开，胃痛	046
川楝子	楝子叔感谢我星期同杀	046
乌药	屋要气通，瘟神散	046
香附	想富一输干借玉一立契宽钟一跳井至桶	046
玫瑰花	玫瑰兴起，雨和雪同	047
薤白	谢、白同杨三姐，星期倒值	048
大腹皮	大腹皮形宽水肿	048
柿蒂	柿蒂降气止呃	048
	九、消食药	050
山楂	山楂市建委姓俞桌子	050
六神曲	神曲消食和胃	050
麦芽	麦芽姓石，见开会入账	050
莱菔子	莱菔市长降棋摊	050
鸡内金	基金建委小事，经艺林画室	051
	十、驱虫药	052
南瓜	南瓜鹤草芽杀虫	052
鹤草芽		052
苦楝皮	苦楝皮杀虫疗癣	052
使君子、雷丸、鹤虱、芜荑	君子来玩合适武艺：杀鸡	052

续表

重点药	记忆口诀自测（看口诀，尝试说出或写出功效原文，若想不起来根据页码查看复习）	页码
槟榔	冰狼汽水节	052
	十一、止血药	053
	（一）凉血止血药	053
凉血止血药名	两只大小鱼，车坏猫猪提	053
小蓟	大鸡小鸡鱼都用	053
大蓟		053
地榆	地狱独窗	053
槐花	槐花清肝火	054
侧柏叶	柏叶坦克剩五发	054
白茅根	白猫请鸟	054
	（二）化瘀止血药	054
三七	三七瘀血肿痛	054
茜草	茜草两鱼血统净	054
蒲黄	蒲黄血雨淋	054
降香	降香理气痛	055
	（三）收敛止血药	055
白及	白鸡瘦，学肿鸡	055
仙鹤草	仙鹤吵，收学姐梨都不许	055
	（四）温经止血药	056
艾叶	艾叶蚊雪散，同跳井台。外石羊	056

续表

<table>
<tr><th>重点药</th><th>记忆口诀自测（看口诀，尝试说出或写出功效原文，若想不起来根据页码查看复习）</th><th>页码</th></tr>
<tr><td>炮姜</td><td>炮姜文静学问终通</td><td>056</td></tr>
<tr><td></td><td>十二、活血化瘀药</td><td>057</td></tr>
<tr><td></td><td>（一）活血止痛药</td><td>057</td></tr>
<tr><td>延胡索</td><td>延胡活血行气止痛</td><td>057</td></tr>
<tr><td>川芎</td><td>川芎活血行气，祛风止痛</td><td>057</td></tr>
<tr><td>姜黄</td><td rowspan="3">姜黄破血行气，通络止痛
莪术破血行气，消积止痛
三棱破血行气，消积止痛</td><td>057</td></tr>
<tr><td>莪术</td><td>057</td></tr>
<tr><td>三棱</td><td>057</td></tr>
<tr><td>郁金</td><td>余金活动星期结余，庆新两粒蛋黄</td><td>058</td></tr>
<tr><td>乳香</td><td rowspan="2">乳香没药，活动总急</td><td>058</td></tr>
<tr><td>没药</td><td>058</td></tr>
<tr><td>五灵脂</td><td>五灵脂活通瘀血</td><td>058</td></tr>
<tr><td></td><td>（二）活血调经药</td><td>059</td></tr>
<tr><td>丹参</td><td>单身——没有结婚
没—活去鱼
有—油—油桶精致桶
结—清新厨饭
婚—两学校用</td><td>059</td></tr>
<tr><td>红花</td><td>红花活通经，鱼痛</td><td>059</td></tr>
<tr><td>桃仁</td><td>逃人活，常咳喘</td><td>059</td></tr>
<tr><td>月季花</td><td>月季活，跳井叔干预</td><td>059</td></tr>
<tr><td>益母草</td><td>一亩草活，挑井尿终死</td><td>060</td></tr>
</table>

续表

重点药	记忆口诀自测（看口诀，尝试说出或写出功效原文，若想不起来根据页码查看复习）	页码
泽兰	泽兰雨泳	060
牛膝	牛膝—牛郎会织女 牛—捉鱼童经 郎—狼—不敢伸 会—强筋骨 织—纸鸟林 女—迎雪下行	060
鸡血藤	鸡—喝血补血 血—学跳精通 藤—舒筋活络	061
王不留行	王不留行活通经，下乳消肿尿通淋	061
	（三）活血疗伤药	061
土鳖虫	土鳖婆煮鱼，续筋接骨	061
自然铜	自然铜，散瘀痛，续筋接骨最常用	061
骨碎补	骨—活疗伤痛 碎—布神枪鼓 补—外用小风区班	062
	（四）破血消癥药	063
水蛭	水蛭破铜镜遇小郑	063
虻虫	虻虫婆煮鱼蒸三鸡，斑螫攻读石窗	063
穿山甲	穿山甲—假货—活消癥—正统—通经乳—入校—消肿脓—农叟—搜风络	064

续表

重点药	记忆口诀自测（看口诀，尝试说出或写出功效原文，若想不起来根据页码查看复习）	页码
	十三、化痰止咳平喘药	065
	（一）温化寒痰药	065
半夏	半夏找塘泥藕，削皮吧	065
旋覆花	旋覆花奖旗弹性随偶	065
天南星	男性澡堂取镜八种	065
白附子	白父逢谈定痛毒八	065
芥子	芥子问非货摊利器拔萝痛？	066
白前	白前讲妻堂客	066
前胡	钱胡降旗谈，搧风，热	066
	（二）清化热痰药	067
川贝母	川贝请人废坦克，爸用	067
浙贝母	浙贝请弹客都把箫用	067
瓜蒌	瓜蒌请弟摊款，兄爸人造花场	067
竹茹	三竹清热痰 竹—清热痰 茹—如吃饭只藕	067
竹沥	竹—清热痰 沥—立定立俏	068
天竺黄	竺—清热痰 黄—清心定	068
桔梗	桔梗选妃谈烟农	068

续表

重点药	记忆口诀自测（看口诀，尝试说出或写出功效原文，若想不起来根据页码查看复习）	页码
昆布	睏不？还早，小摊阮爸水中	068
海藻		068
	（三）止咳平喘药	070
苦杏仁	杏仁降旗客船唱	070
紫苏子	苏子杏，加化痰	070
百部	百部紫菀款冬花，润肺下气咳部杀	070
紫菀	紫菀有“紫”后说“紫（止）”， 冬花有“花”后说“花（化）”	070
款冬花		070
马兜铃	马—请飞将骑 兜—止咳平喘 铃—清场小纸	071
枇杷叶	琵琶倾非客，奖你只鸥	071
桑白皮	桑皮亭，写飞船，立水中	071
葶苈子		071
	十四、安神药	073
	（一）重镇安神药	073
朱砂	住啥，清新，真静，俺母戒毒	073
龙骨	龙骨磁石诊金按平，龙骨手折，磁石耳鸣气喘	073
磁石		073
	（二）养心安神药	074
酸枣仁	枣仁酸，养心肝，宁心安，津敛汗	074

续表

重点药	记忆口诀自测（看口诀，尝试说出或写出功效原文，若想不起来根据页码查看复习）	页码
柏子仁	柏子养心俺常汗	074
合欢皮	合欢姐与俺伙种（zhòng）	075
远志	院子安椅子交通心肾，去谈众	075
	十五、平肝息风药	076
	（一）平抑肝阳药	076
石决明	石决平，清肝明	076
代赭石	这是瓶中珍，奖你两只靴	076
牡蛎	牡—母—牵羊补阴钟震安身 蛎—梨—软把手射酸痛	077
刺蒺藜	季丽萍接玉活取名牧羊	077
	（二）息风止痉药	077
羚羊角	领洋评戏清明寺	077
钩藤	钩藤洗热瓶	078
天麻	天麻洗瓶去了	078
牛黄	牛—粮擀细粉倾新河滩 黄—皇敲杏神死	078
全蝎	全蝎蜈蚣喜真经，铜锣通，攻读吧	079
地龙	地龙亲订了船尿	079
僵蚕	僵蚕戏曲通，谈吧	079
	十六、开窍药	080
麝香	蛇想敲醒神，忽通惊总统	080

续表

重点药	记忆口诀自测（看口诀，尝试说出或写出功效原文，若想不起来根据页码查看复习）	页码
石菖蒲	菖蒲瞧河滩，醒神一枝花是开	080
苏合香	苏合香，开窍醒神辟秽痛。冰片清热痛	080
冰片		080
	十七、补虚药	081
	（一）补气药	081
人参	人—参—补—元—气 人—大不愿起 参—神父卖古拖 补—皮衣肥 元—原剩斤羊血 气—安神一指	081
党参	党参党参，脾肺血津	081
西洋参	西洋参，补气阴，能清热，能生津	081
太子参	太子七剑金人飞	082
黄芪	黄—芪—升—阳—固—表 黄—皇不骑生羊 芪—七姑表侄喊 升—胜利虽小重 阳—羊生金养血 固—姑兴致铜币 表—拖杜农连创胜绩	082
白术	白术健，起早水旱台	083
山药	山药皮围巾飞深色井	083
白扁豆	扁豆剪花和小鼠	083

续表

重点药	记忆口诀自测（看口诀，尝试说出或写出功效原文，若想不起来根据页码查看复习）	页码
甘草	甘草不脾气，四坦克换几桶调和药	083
大枣	大早播种一起血案	083
饴糖	饴糖补中气，换几筒润肺止咳	084
	（二）补阳药	085
鹿茸	鹿茸沈阳，已经雪，强筋骨，挑重任，脱疮毒	085
紫河车	紫河车瘟神不精，益气血	085
巴戟天	巴羊肾阳强风湿，仙茅祛寒湿	085
淫羊藿		085
仙茅		085
肉苁蓉	肉锁阳，沈阳精血肠	085
锁阳		085
补骨脂	补—不纹身猪羊 骨—雇拿汽瓶蹿 脂—指纹皮质写 外—小风去搬	086
益智仁	暖肾固精缩尿，温脾开胃摄唾	086
菟丝子	菟—兔不敢伸古井缩尿 丝—案抬明致谢 子—紫外小缝祛痰	086
沙苑	沙—杀补肾猪羊 苑—园雇警锁鸟羊赶明墓	087
蛤蚧	哥借不肥衣衫，拿起穿，租阳镜	087

续表

重点药	记忆口诀自测（看口诀，尝试说出或写出功效原文，若想不起来根据页码查看复习）	页码
核桃仁	核桃不审问肥肠	087
冬虫夏草	冬虫—不声不飞 夏草—只雪化弹（tán）	087
	（三）补血药	089
当归	当归补血活，跳京同仁厂	089
熟地黄	叔弟不学音，已经甜睡	089
白芍	白—血跳井练音直喊 芍—烧肉肝铜瓶	089
阿胶	阿胶不学银润早学	089
制首乌	肝肾精血补，乌须强筋骨，化浊血脂无	090
生首乌	生首乌，勇劫肠毒	090
龙眼肉	聋眼不行批让学按	090
	（四）补阴药	090
北沙参	北沙参，南沙参，养阴清肺益胃津。化痰益气南沙参	090
南沙参		090
百合	百合麦冬阴，润肺又清心， 百安麦除烦，益胃又生津	091
麦冬		091
天冬	天冬玉竹养阴润。天晴飞近；遇荆轲	091
玉竹		091
石斛	十壶以为剩斤，自饮请我	091
黄精	黄精不骑羊，因见鄙人费衣裳	091

续表

重点药	记忆口诀自测（看口诀，尝试说出或写出功效原文，若想不起来根据页码查看复习）	页码
墨旱莲	摸狗女子补肝肾， 摸两只靴，购衣精明，女子明乌发	092
枸杞子		092
女贞子		092
龟甲	龟甲鳖甲阴潜阳 鬼神抢羊血心古井蹦，别退热整软件吧	092
鳖甲		092
	十八、收涩药	094
	部分功效术语的简化 “上”及其谐音字： “前”及其谐音字： “后”及其谐音字：	094
	（一）固表止汗药	094
麻黄根	麻黄根，固表止汗。 浮麦一起热	094
浮小麦		094
	（二）敛肺涩肠药	095
五味子	五位收古器金身宁心	095
乌梅	乌梅乌梅，上后津蛔	095
五倍子	捂被子，上将火，吼喊，前血收拾床	095
罂粟壳	粟壳上后痛	095
诃子	诃子上课后火烟	095
石榴皮	石榴皮厚靴驱虫	096
肉豆蔻	肉是“后”，温中行气是豆蔻	096

续表

重点药	记忆口诀自测（看口诀，尝试说出或写出功效原文，若想不起来根据页码查看复习）	页码
	（三）固精缩尿止带药	096
山茱萸	山茱萸补肝肾，受雇托	096
覆盆子	覆盆医生（有）钱养肝明目	097
桑螵蛸	上校前补肾阳	097
金樱子	金樱子，前崩带后	097
海螵蛸	海飘血前带酸痛收拾床	097
芡实	芡实省钱，劈只蟹厨师带	097
莲子	莲子皮质鞋带，神前养心案	097
	十九、涌吐药	099
常山	常山胆矾勇探险，常山疟，胆矾读首诗，去副食窗	099
胆矾		099
	二十、攻毒杀虫止痒药	100
雄黄	雄黄读啥找谭姐	100
蛇床子	“蛇床”啥样？早去问沈	100
	二十一、拔毒化腐生肌药	102
炉甘石	芦柑读明医，手势仰脸床	103

附　药名拼音索引

W

X

Y

Z

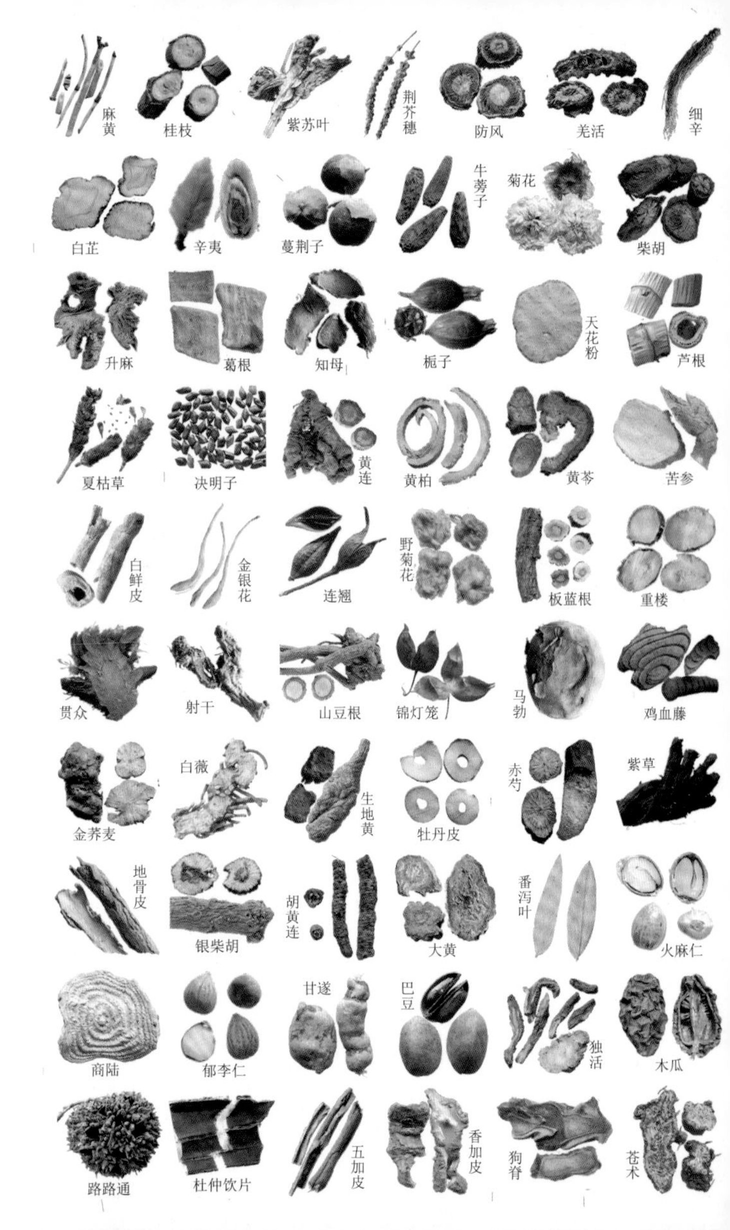
麻黄
桂枝
紫苏叶
荆芥穗
防风
羌活
细辛
白芷
辛夷
蔓荆子
牛蒡子
菊花
柴胡
升麻
葛根
知母
栀子
天花粉
芦根
夏枯草
决明子
黄连
黄柏
黄芩
苦参
白鲜皮
金银花
连翘
野菊花
板蓝根
重楼
贯众
射干
山豆根
锦灯笼
马勃
鸡血藤
金荞麦
白薇
生地黄
牡丹皮
赤芍
紫草
地骨皮
银柴胡
胡黄连
大黄
番泻叶
火麻仁
商陆
郁李仁
甘遂
巴豆
独活
木瓜
路路通
杜仲饮片
五加皮
香加皮
狗脊
苍术

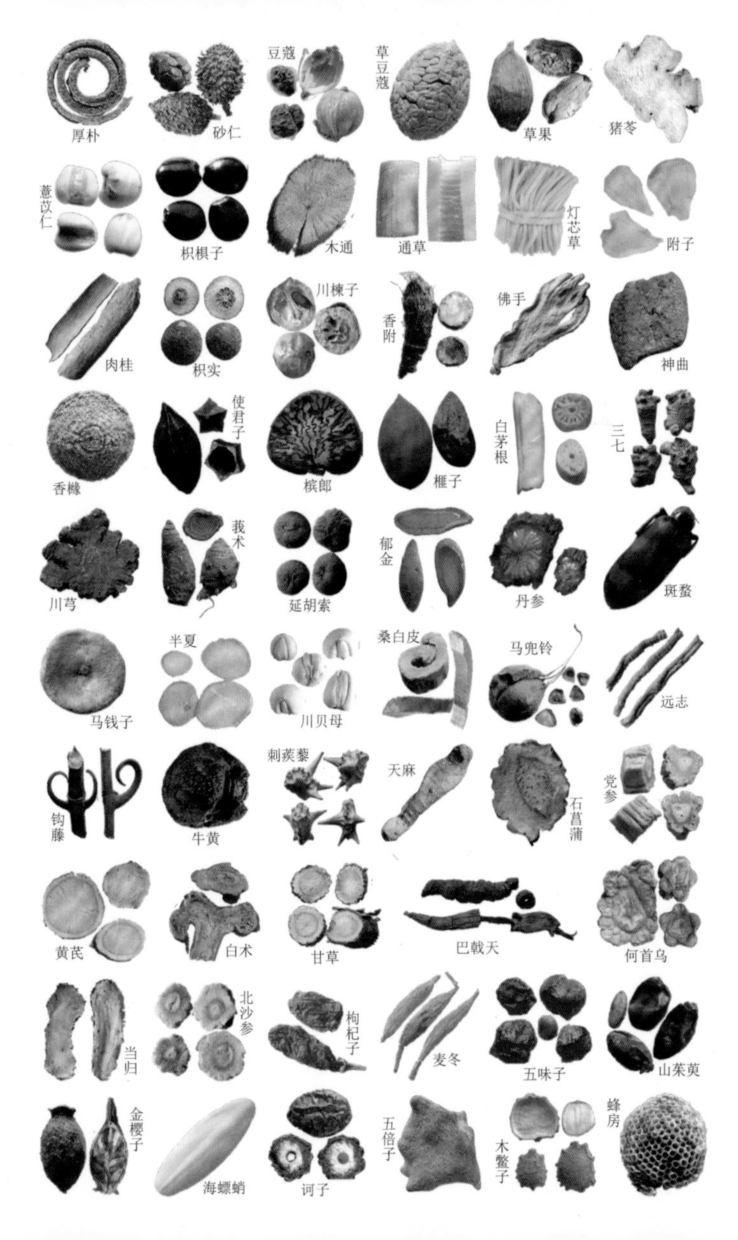

厚朴
砂仁
豆蔻
草豆蔻
草果
猪苓
薏苡仁
枳椇子
木通
通草
灯芯草
附子
肉桂
枳实
川楝子
香附
佛手
神曲
香橼
使君子
槟郎
榧子
白茅根
三七
川芎
莪术
延胡索
郁金
丹参
斑蝥
马钱子
半夏
川贝母
桑白皮
马兜铃
远志
钩藤
牛黄
刺蒺藜
天麻
石菖蒲
党参
黄芪
白术
甘草
巴戟天
何首乌
当归
北沙参
枸杞子
麦冬
五味子
山茱萸
金樱子
海螵蛸
诃子
五倍子
木鳖子
蜂房